教师防治职业病的智慧

丁 霞 ◇ 编著

华夏出版社
HUAXIA PUBLISHING HOUSE

图书在版编目(CIP)数据

教师防治职业病的智慧/丁霞编著. －北京:华夏出版社,2012.1
ISBN 978－7－5080－6666－0

Ⅰ.①教… Ⅱ.①丁… Ⅲ.①教师－职业病－防治
Ⅳ.①R135

中国版本图书馆 CIP 数据核字(2011)第 215472 号

出版发行	华夏出版社
	(北京市东直门外香河园北里4号　邮编:100028)
经　　销	新华书店
印　　刷	北京建筑工业印刷厂南厂
装　　订	三河市万龙印装有限公司
版　　次	2012 年 1 月北京第 1 版
	2012 年 1 月北京第 1 次印刷
开　　本	880×1230　1/32 开
印　　张	8.75
字　　数	196 千字
插　　页	1
定　　价	28.00 元

本版图书凡有印刷、装订错误,可及时向我社发行部调换

前 言

"春蚕到死丝方尽,蜡炬成灰泪始干",人们常用这句诗来形容我们的教师。教师被人们誉为"人类灵魂的工程师"。教师是一个集脑力劳动与体力劳动于一体的职业,辛勤的园丁们在繁重而辛劳的教学中,由于职业的特殊性,周而复始地上课、批改作业、写教案、值班,几十年如一日任劳任怨、呕心沥血、废寝忘食地工作,肩负着国家和社会赋予的重任,时时自我加压,却往往忽视了对自己身体的呵护和锻炼。

教师工作有三大特点:说话时间长、站立时间长、伏案时间长,由此容易产生一些教师职业病,其中,咽炎、颈椎病、痔疮和胃炎或胃溃疡是排在前四位的疾病。除此之外,长期的压力和超负荷工作,以及用眼过度、长期接触粉尘等原因,还容易导致眼部疾病、过敏性鼻炎、支气管炎、胃肠功能紊乱、痔疮、关节疼痛等疾病。这些病成为教师的常见病、多发病、职业病。同时,由于社会竞争加剧,生活节奏加快,社会与生活中诸多矛盾的增加,教师们同样面临着较大的心理压力。因此,紧张、焦虑、失眠、心悸、心烦易怒、便秘等心身症状也明显增加,从而导致了冠心病、高血压、脑动脉硬化、脑梗塞、肝胆疾病和胃肠疾病等多种心身疾病。这些疾病,都严重影响了教师们的生活质量,甚至寿命的长短。

其实分析一下,各位教师朋友如果平时注意关注自己的身体状况,积极改正不良的生活习惯,采取一些必要的预防措施,比如在日常生活中注意合理膳食、均衡营养,多食富含蛋白质、维生素和微量元素的营养食品,注意劳逸结合,积极锻炼身体并保持良好的心理状态,就可以预防并减少教师职业病的发生。

中医学特别重视养生与预防疾病。在中医学的经典著作《黄帝内经》一书中,有很多关于养生防病的理论和方法,如"虚邪贼风,避之有时,恬淡虚无,真气从之,精神内守,病安从来"等论述。

为了帮助教师们更好地养生和预防疾病,我们在中医学理论的指导下,结合教师的职业特点精心编写了此书,希望通过本书为教师朋友们介绍一些日常保健养生方法,帮助教师保持健康的生活方式,预防职业病,为人民教师的健康保驾护航。

本书编写过程中,得到了师宁、冯园、徐丹、余求祥、梁子钰等人的大力支持和帮助,在此一并致谢。

由于作者水平有限,不足之处在所难免,恳请读者不吝指正。

丁 霞

2011 年 2 月于北京

目 录

第一章 教师防治眼部疾病的智慧…001

第一节 教师防治干眼症的智慧…001

一、什么是干眼症…001

二、帮助教师找病因…002

三、干眼症的自我诊断…003

四、干眼症的预防与保健…005

五、干眼症的治疗…009

第二节 教师防治角膜炎的智慧…010

一、什么是角膜炎…011

二、帮助教师找病因…012

三、角膜炎的自我诊断…013

四、角膜炎的预防与保健…014

五、角膜炎的治疗…016

第二章 教师防治呼吸系统疾病的智慧…018

第一节 教师防治过敏性鼻炎的智慧…018

一、什么是过敏性鼻炎…019

二、帮助教师找病因…019

三、过敏性鼻炎的自我诊断…020

　　　四、过敏性鼻炎的预防与保健…021

　　　五、过敏性鼻炎的治疗…027

　第二节　教师防治慢性咽喉炎的智慧…030

　　　一、什么是慢性咽喉炎…030

　　　二、帮助教师找病因…032

　　　三、慢性咽喉炎的自我诊断…033

　　　四、慢性咽喉炎的预防与保健…033

　　　五、慢性咽喉炎的治疗…042

　第三节　教师防治感冒的智慧…044

　　　一、什么是感冒…044

　　　二、帮助教师找病因…045

　　　三、感冒的自我诊断…045

　　　四、感冒的预防与保健…046

　　　五、感冒的治疗…049

　第四节　教师防治支气管炎的智慧…052

　　　一、什么是支气管炎…052

　　　二、帮助教师找病因…052

　　　三、支气管炎的自我诊断…053

　　　四、支气管炎的预防与保健…053

　　　五、支气管炎的治疗…056

第三章　教师防治心脏血管系统疾病的智慧…059

　第一节　教师防治血脂异常的智慧…059

　　　一、什么是血脂异常…060

二、帮助教师找病因...060

三、血脂异常的自我诊断...062

四、血脂异常的预防与保健...065

五、血脂异常的治疗...072

第二节 教师防治心悸的智慧...073

一、什么是心悸...074

二、帮助教师找病因...074

三、心悸的自我诊断...075

四、心悸的预防与保健...076

五、心悸的治疗...083

第三节 教师防治下肢静脉曲张的智慧...083

一、什么是下肢静脉曲张...084

二、帮助教师找病因...085

三、下肢静脉曲张的自我诊断...086

四、下肢静脉曲张的预防与保健...088

五、下肢静脉曲张的治疗...092

第四章 教师防治消化系统疾病的智慧...095

第一节 教师防治慢性胃炎的智慧...095

一、什么是慢性胃炎...095

二、帮助教师找病因...096

三、慢性胃炎的自我诊断...097

四、慢性胃炎的预防与保健...098

五、慢性胃炎的治疗...108

第二节　教师防治功能性消化不良的智慧...108

　　一、什么是功能性消化不良...109

　　二、帮助教师找病因...109

　　三、功能性消化不良的自我诊断...111

　　四、功能性消化不良的预防与保健...112

　　五、功能性消化不良的治疗...116

第三节　教师防治便秘的智慧...117

　　一、什么是便秘...117

　　二、帮助教师找病因...118

　　三、便秘的预防与保健...119

　　四、便秘的治疗...126

第四节　教师防治肠易激综合征的智慧...132

　　一、什么是肠易激综合征...132

　　二、帮助教师找病因...133

　　三、肠易激综合征的自我诊断...134

　　四、肠易激综合征的预防与保健...135

　　五、肠易激综合征的治疗...140

第五节　教师防治痔疮的智慧...143

　　一、什么是痔疮...143

　　二、帮助教师找病因...144

　　三、痔疮的自我诊断...145

　　四、痔疮的预防与保健...146

　　五、痔疮的治疗...154

第五章　教师防治关节疾病的智慧...159

第一节　教师防治颈椎病的智慧...159

一、什么是颈椎病...159

二、帮助教师找病因...160

三、颈椎病的自我诊断...161

四、颈椎病的预防与保健...163

五、颈椎病的治疗...168

第二节　教师防治腰椎病的智慧...172

一、什么是腰椎病...172

二、帮助教师找病因...174

三、腰椎间盘突出症的自我诊断...176

四、腰椎间盘突出症的预防与保健...178

五、腰椎间盘突出症的治疗...182

第三节　教师防治鼠标手的智慧...182

一、什么是鼠标手...183

二、帮助教师找病因...183

三、鼠标手的自我诊断...184

四、鼠标手的预防与保健...185

五、鼠标手的治疗...188

第四节　教师防治肩周炎的智慧...189

一、什么是肩周炎...189

二、帮助教师找病因...190

三、肩周炎的自我诊断...191

四、肩周炎的预防与保健...193

五、肩周炎的治疗...198

第六章 教师防治内分泌系统疾病的智慧...200

第一节 教师防治甲亢的智慧...200

一、什么是甲亢...201

二、帮助教师找病因...202

三、甲亢的自我诊断...203

四、甲亢的预防与保健...205

五、甲亢的治疗...211

第二节 教师防治肥胖症的智慧...211

一、什么是肥胖症...212

二、帮助教师找病因...213

三、肥胖症的自我诊断...215

四、肥胖症的预防与保健...217

五、肥胖症的治疗...230

第七章 教师防治神经精神系统疾病的智慧...234

第一节 教师防治失眠的智慧...234

一、什么是失眠...234

二、帮助教师找病因...235

三、失眠的自我诊断...236

四、失眠的预防与保健...237

五、失眠的治疗...242

第二节 教师防治神经衰弱的智慧...242

一、什么是神经衰弱...242

二、帮助教师找病因...243

　　三、神经衰弱的自我诊断...244

　　四、神经衰弱的预防与保健...245

　　五、神经衰弱的治疗...249

第三节　教师防治抑郁症的智慧...249

　　一、什么是抑郁症...250

　　二、帮助教师找病因...250

　　三、抑郁症的自我诊断...252

　　四、抑郁症的预防与保健...255

　　五、抑郁症的治疗...266

第一章 教师防治眼部疾病的智慧

教师朋友们因为职业的原因,需要长时间备课、批改作业、使用电脑等,疲劳的双眼可能因此出现这样或那样的不适。许多教师朋友因其尚不影响工作、生活而不以为然,稍重者自己买些消炎或缓解疲劳的眼药涂上,以期不适症状暂时缓解。症状严重者到医院就诊时,会从医生那里听到这样一些病名,比如"干眼症"、"角膜炎"等。下面我们将为您介绍一下教师防治眼部疾病的智慧,让我们从爱护眼睛开始热爱生活,让我们用一双明亮健康的眼睛去看世界、教书育人。

第一节 教师防治干眼症的智慧

一、什么是干眼症

干眼症,又称结膜干燥症,是很常见的眼表疾病,医学上的定义是指各种原因引起的泪液质和量或动力学的异常,导致泪膜不稳定和眼表组织病变,并伴有眼部不适症状为特征的一类疾病的总称。也就是说,这种病是由于我们的眼泪异常引起的。我们的眼睛好比一个水池,里面的水不能多也不能少,并且水的质量也要符合标准。如果水少了,就会使人感觉看东西模糊不清,眼睛怕光，疼痛，有灼热感和异物感。以上症状就是干眼症的表现。

干眼症的症状个体差异很大。一般症状是眼睛有干涩、灼痛感，眼屎较多、眼酸、眼痒、怕光和视力减退。其他症状还有头痛、烦躁、疲劳、注意力难以集中，在检查时可以看到眼结膜充血，角膜上皮脱落，严重时会发生角膜软化、穿孔，角膜瘢痕形成，严重影响视力，需引起重视，及时求医。

二、帮助教师找病因

在人的结膜表面有泪液层，泪液中含有保护眼睛不受感染的物质，人们眨眼时泪液均匀分布在眼球的表面，保持眼球表面的湿润和清洁。一般人们的泪液分泌随着年龄的增长不断减少，所以老年教师中干眼症的发病率较高。泪液分泌减少也会引起眼睛有刺激感，有时会引起反射性流泪反应，即溢泪。

导致干眼症的原因主要有两大类：泪液生成不足和泪液蒸发过度。

1. 泪液生成不足

除了人的泪液分泌随着年龄的增长不断减少以外，眼睛本身的病症，如角膜退化、睑缘炎、沙眼、青光眼等，各种免疫性病症和结缔组织病如类风湿关节炎、红斑狼疮、口眼干燥、关节炎综合征（多发生在中老年或老年教师）等，某些药物如血管收缩性眼药水、避孕药、安眠药、镇静剂、止咳药、胃药等，维生素A缺乏等，都可能引起干眼症。

2. 泪液蒸发过度

主要由环境因素引起。近年来干眼症的年轻化趋势明显，主要是由于现代生活中，教师的工作和娱乐与电视、电脑的接触越来越多，长时间面对荧光屏，缺乏适时地眨眼或让眼睛休息，使泪液蒸发过度又得不到及时的补充、湿润。另外，空调暖气环境、空气流通不好、吸烟环境、油烟环境等，都可能导致泪液蒸发过度。

三、干眼症的自我诊断

1. 教师朋友，您的眼睛也有这样的问题吗？

灼热或烧灼的感觉
□是
□否

针刺或刺激的感觉
□是
□否

刺痒感，磨砂感或感觉眼里有异物
□是
□否

眼睛干燥
□是
□否

对光线敏感（畏光/不能见光）

□是

□否

黏性分泌物增多（或少量脓性）

□是

□否

上述 6 个小问题，如果您的回答至少有一项为"是"，可能您已患有干眼症了，建议您询问医生以得到合适的治疗。

2. 教师朋友，您有以下感受吗？

以前打呵欠，有眼泪从眼眶中流出；而现在打呵欠再也不会有泪了，即使有，努力眨巴眨巴眼睛之后，只会稍微湿润一下眼眶。

以前一觉醒来，眼角常有眼屎；而现在一觉醒来，只觉眼睛干干的、涩涩的，仿佛一夜未合眼似的，严重者还有些胀痛。

以前爱吹风，喜欢迎风而走，风吹在脸上的感觉很凉爽；而现在，怕吹风，即使迎风而走，也需眯着或闭着双眼，眼前少了许多风景。

此外，眼部除了干涩感、烧灼感外，还可能有异物感、怕光、怕烟尘、眼睛易红、发痒、易疲劳、视力波动或视物模糊、眼分泌物增多等。

尤其值得注意的是，干眼并不意味着眼部干燥无水，相反，很多干眼病患者还会经常流眼泪。这是因为基础泪液分泌少而引起的眼睛干涩、烧灼和异物感等症状同样也会刺激泪腺，使泪腺在短时间内反射性地分泌大量泪液，从而引起阵发性流泪。

教师朋友出现上述这些明显的不适，难免会给自己的生活与工作带来诸多不便。另外，眼睛干涩也不应一概简单地当作眼病来治疗，某些疾病如干燥综合征、类风湿性关节炎、红斑狼疮等均可导致干眼症状。因此，您应该及时去医院检查，让专科医生确诊，以便及早对症治疗。

四、干眼症的预防与保健

1. 日常护理

眼睛的健康明亮与教师朋友的工作生活息息相关，因而干眼症的预防保健也应从点滴做起，从日常生活中的细节做起，注意以下几点：

❶保持良好的生活习惯：睡眠充足、不熬夜，不吹太久的空调。空调除了调节温度之外，还会抽湿，减少空气里水分的含量。还应避免办公室及书房座位上有空调气流吹过，在座位附近放置一杯水，以增加周边的湿度。

❷注意眼睑卫生及用眼卫生：勤洗手，不要用手揉搓眼睛，特别是甲型 H1N1 流感、结膜炎等传染病高发季节，手可以作为传播媒介，将病菌传播。对于眼睑上有碎片、脱落物的患者来说，更要注意保持眼睑卫生。

❸均衡膳食，补充营养：多吃蔬菜和水果，同时增加维生素 A、B_1、C、E 的摄入。为预防角膜干燥、眼干涩、视力下降，教师朋友应多吃富含维生素 A 的食物，如豆制品、鱼、牛奶、核桃、青菜、大白菜、空心菜、西红柿及新鲜水果等。维生素 B_1 可以营养神经，绿叶蔬菜里就含有大量的维生素 B_1。维生素 C 可以有效地抑制细胞氧化。维生素 E 主要作用是降低胆固醇，清除

身体内垃圾。每天可适当饮绿茶、菊花茶，因为茶叶有防辐射损害的功能，菊花茶可以疏散风热，平肝，明目。患有慢性睑缘炎者，可以补充深海鱼油。

❹养成适时眨眼的习惯。人们总是喜欢用"眼睛一眨都不眨"来形容某人的专心致志，殊不知眨眼次数越少，越容易发生干眼症。因为眨眼是一种保护性神经反射动作，可以使泪水均匀地涂在角膜和结膜表面，以保持眼球表面湿润而不干燥。眨眼有助于泪液的分泌和分布，眨眼次数少了，直接导致泪液的量减少，而暴露在空气中的泪膜会快速蒸发，失去对眼球的保护作用。所以教师朋友操作电脑、驾车、读书等长时间用眼而眨眼减少，都会引发干眼症。正常人每分钟眨眼约20次，每天眨眼次数是8000次，平均每8秒钟眨眼一次。因此避免眼睛干涩的最好方法是适时眨眼，适当休息，切忌"目不转睛"。每隔一小时至少让眼睛休息10分钟，切忌连续操作。

❺避免亮光直接照射到电脑屏幕上反射出明亮的影像造成眼部的疲劳。为了避免荧光屏反光或不清晰，电脑不应放置在窗户的对面或背面，环境照明要柔和，如果身后有窗户应拉上窗帘。

❻戴隐形眼镜时间不要太久。因为人的角膜所需的氧气主要来源于空气，而空气中的氧气一般是溶解在泪液中再被角膜吸收利用。长时间戴隐形眼镜，泪液的分泌和循环功能会减低。

❼适当补充角膜营养液。如：新泪然眼液、思然眼液、倍然眼液和萧莱威眼液。药店里销售的人工泪液型眼液很多，关键是注意选择不含防腐剂或仅含微量无毒性保护剂的人工泪液。

下面为各位老师提供一些简便易行、消除眼睛疲劳的方法：

每天眨眼 300 次 20~40 岁的正常人每分钟眨眼约 20 次,而在睁眼凝视快速变动的电脑屏幕时,眨眼次数会减少到每分钟 4~5 次,造成泪液分泌严重不足,就会出现眼睛干燥酸涩的症状。因此特意眨眼,对眼睛的保护非常有效。一般而言,每天特意眨眼 300 次比较合适,不仅有助于促进泪液分泌,缓解干燥酸涩的症状,而且可以清洁眼睛,并给眼睛小小的按摩,从而缓解眼睛疲劳。另外,经常以热水、热毛巾或蒸气等熏浴双眼,可以促进眼部的血液循环,减轻眼睛的疲劳感。

按压眼球法 闭着眼睛,用食指、中指、无名指的指端轻轻地按压眼球,也可以旋转轻揉。注意不可持续太久或用力揉压,20 秒钟左右就停止。

按压额头法 双手的各三个手指从额头中央,向左右太阳穴的方向转动揉搓,再用力按压太阳穴,可用指尖施力。如此眼球后部会有舒服的感觉。重复做 3~5 次。

按压眉间法 拇指指腹贴在眉毛根部下方凹处,轻轻按压或转动。重复做 3 次。

转睛法 眼睛看远处,眼球朝右、上、左、下的方向转动,头部不可晃动。

另外,眼保健操也可以起到放松眼部肌肉、减轻视疲劳的作用。眼保健操的本质是自我按摩,就是通过自我按摩眼部周围的穴位和肌肉,促进眼窝内的血液循环,改善神经营养,消除大脑和眼球内过度充血,使循环畅通,排除积聚的代谢产物,达到消除眼疲劳的目的。

2. 食疗方

下面介绍几种养眼护眼、简单易操作的药膳、药茶。教师朋友平时不妨试试，多多护眼，才能好好用眼。

（1）药膳

❶枸杞粥。枸杞子20克，大米60克，同熬成粥食用。特别适合那些经常兼有头晕目涩、耳鸣、腰膝酸软等症的教师。

❷枸杞子猪肝汤。枸杞子适量，猪肝适量，同煲成汤。猪肝含丰富的维生素A，二者搭配可养血明目。

❸枸杞桑葚粥。枸杞子5克，桑葚5克，山药5克，红枣5个，粳米100克，同熬粥食用。枸杞子、桑葚养血明目，山药、红枣平补肺肾、益气健脾。视力疲劳者如能每日早晚两餐，长期服用，既能消除眼干疲劳症状，又能增强体质。

❹猪肝绿豆粥。新鲜猪肝100克，绿豆60克，大米100克，食盐、味精各适量。先将绿豆、大米同煮，八成熟后，再将切成片或条状的猪肝放入锅中同煮，煮好后加入调味品。本方功效补肝养血、清热明目、美容润肤，可使人容光焕发，特别适合那些眼干不适、面色发黄、视力减退、视物模糊的体弱教师。

❺车前子粥。车前子15～30克，粳米100克。将车前子包入布包内，煎汁后放入粳米同煮为粥。功效利水渗湿、养肝明目，用于体内有湿热的干眼教师。

（2）药茶

❶菊花茶。菊花适量，开水冲泡饮用。菊花富含保护眼睛健康的重要物质，也是中医治疗各种眼疾的良药。菊花茶能让人头脑清醒、双目明亮，特别对肝火旺、用眼过度导致的双眼干涩有

较好的疗效。经常觉得眼睛干涩，尤其是常使用电脑的教师朋友，不妨多喝些菊花茶。

❷枸杞子茶。枸杞子适量，用开水冲泡饮用。枸杞子养肝明目，富含胡萝卜素（维生素 A 原）及钙、铁等，是养眼佳品。

❸枸杞菊花茶。枸杞子、菊花适量，开水冲泡饮用。除养眼外，还适用于血虚兼有肝热的干眼教师。

❹决明子菊花山楂茶。决明子（略捣碎）10 克，菊花 5 克，山楂 15 克，或以上三味按同样比例，以沸水冲泡，加盖焖约 30 分钟即可。用于肝胃积热，饮食不香的干眼教师。

❺五味子蜜茶。北五味子（略炒稍焦）4 克，密蒙花 6 克，加适量水煮沸 3 分钟，加入绿茶粉 1 克和蜂蜜适量即可。用于阴虚有热的干眼教师。

‖特别提醒‖

*需要特别注意，如怀疑自己有干眼症，应尽快到医院检查，明确诊断后在医生指导下用药，不可盲目自选药物使用。

*有任何眼睛不适请找眼科医师治疗，千万不要自行购买眼药水长期点用！事实上，一些我们常用的眼药水中，大都含有防腐剂、激素、抗生素，长期使用对眼睛的损害无法弥补。特别是有些滴眼液中的防腐剂对角膜上皮影响较大，长期使用反而容易导致干眼症。

五、干眼症的治疗

干眼症的西医治疗首先应消除诱发因素，例如去除环境因素（空调环境、热炉、多灰尘、隐形眼镜等）影响，治疗全身系统性疾病和眼局部疾病。其次，可以通过补充人工泪液的方法补充水分，但是，教师朋友对于眼药水的选择应当慎重，现在社会上用于缓解干眼症的眼药水形形色色，大家在使用的时候一定要注意鉴别，对于含有防腐剂（苯扎氯胺）的眼药水尽量不要长期使用，因为防腐剂会加重干眼症的程度，并可能导致其他一些眼部疾病。此外，点人工泪液（营养液）要注意不要过频，一天最好不超过 6 次。因为如果一天超过 6 次以上，就会把正常的泪膜冲走，从而加重症状。

对于干眼症状严重的病人，可以采用泪道栓塞法进行手术治疗。此外，对于某些晚期干眼症患者，也可以进行颌下腺移植治疗，并通过重建分泌通道达到以其替代泪腺、分泌泪液的目的。

中医药治疗干眼症有辨证论治、专方验方、局部用药、针刺、穴位按摩治疗等多种方法，均可收到良好的疗效，患者的各种症状、体征及实验室指标都有一定程度的改善，这些都体现了中医药治疗干眼症的优势。中西医结合也是未来治疗干眼症的有效途径之一。总之，干眼症是一种多因素疾病，由多种潜在原因引起，针对不同病因制定的个体化治疗方案可提高疗效。

第二节　教师防治角膜炎的智慧

眼睛是心灵的窗户。现在，教师朋友们坐在电脑、电视前的时间越来越长，这扇"窗户"长期得不到呵护，自然会出现干涩、视物模糊、酸胀疲劳等症状，轻者导致视力下降，严重者可能造成失明。

眼睛干涩、慢性角膜炎等疾病在教师群体中比较多发。一般都是由于在现代教学过程中，电脑等应用增多，辐射的影响而引起。下面我们将针对角膜炎的防治为各位教师朋友做一下介绍。

一、什么是角膜炎

角膜炎是因角膜外伤，细菌及病毒侵入角膜引起的炎症。患角膜炎时，患眼有异物感、刺痛甚至烧灼感，伴有怕光、流泪、视力障碍和分泌物增加等症状，眼科检查可见角膜光泽消失、透明度减低、溃疡形成、睫状体充血。

根据病因又可以分为以下六种类型：

❶病毒性角膜炎：最常见的为单纯疱疹性角膜炎，由单疱病毒引起，是眼科主要致盲角膜病之一，症状明显，病情顽固，治疗过程中易复发，愈后多复发，视力损害又较大。其次为带状疱疹角膜炎、牛痘苗性角膜炎及由腺病毒引起的点状角膜炎，还有沙眼病毒引起的角膜炎。

❷细菌性角膜炎：引起本病的常见细菌为肺炎双球菌、葡萄球菌、链球菌等，由于细菌的毒力强，进展快，常会引起急性化脓性角膜溃疡，即通常所说的"红眼病"。

❸真菌性角膜炎：常见的致病真菌为曲霉菌。由于本病早期症状较轻，发展缓慢，常被误诊，形成角膜溃疡后，溃疡表面呈牙膏样或舌苔样外观为其特征。

❹过敏性角膜炎：由先天性和过敏性因素引起。

❺外伤及营养性角膜炎：包括角膜上皮剥脱、角膜软化症、神经麻痹性角膜炎及暴露性角膜炎。

❻病因不明的角膜炎：包括蚕食性角膜溃疡、卷丝状角膜炎和点状角膜上皮剥脱等。

以上所述，仅作为参考和了解，旨在帮助各位教师增加对角膜炎的全面认识。

二、帮助教师找病因

角膜炎的病理生理过程相当复杂，其发病因素多种多样，但下列因素在教师角膜炎的发生和复发中起着重要作用：

1. 外因

角膜上皮细胞的损伤、脱落，同时合并感染。只有在这两个条件都具备的情况下，才容易发生感染性角膜溃疡。在日常工作中，教师经常暴露在粉尘中，这些粉尘一旦落入眼中，就可能对角膜造成损伤，再加之教师不了解相关知识，用手揉搓眼睛，加重了对角膜的损害。继之而来的还可能伴有细菌的感染。

2. 内因

角膜没有血管，所以急性传染病不易侵及角膜。可是角膜组织却参与全身的免疫反应，尽管其免疫反应的程度较其他组织为低，但是正因为它没有血管，新陈代谢较为迟缓，才使病毒性角膜炎这种免疫反应持续经久，角膜在较长时间内处于一种敏感状态，容易发生变态反应性疾患，如泡性角膜炎等。教师经常批改作业、备课，眼睛得不到充分休息，加重角膜的疲劳，这种敏感状态长期得不到改善，便会导致角膜炎的发生。

3. 邻近组织蔓延

蔓延到角膜上皮层的疾患多来自结膜，如严重的结膜炎多合并浅层角膜炎。另外，教师讲课需要板书，常常受到粉尘的侵害，导致大量的细菌在眼内繁殖，进而出现眼部红肿（充血）、眼痒、怕光、怕风、流眼泪、眼屎（分泌物，其中含大量细菌）增多等情况。如果不加以注意，这些症状可能会进一步衍化为细菌性角膜炎（红眼病）、眼睑炎、麦粒肿、泪囊炎、睑缘炎或角膜溃疡等。

三、角膜炎的自我诊断

就症状而言，除麻痹性角膜炎外，多数角膜炎患者都有严重的发炎症状，如疼痛、畏光、流泪和眼睑痉挛。角膜系一无血管的组织，但邻近区域富有血管（角膜缘和虹膜睫状体之血管），当炎症累及邻近组织时，则有充血和炎性渗出。因此，角膜炎患者不但有睫状充血，也有虹膜充血。后者表现为虹膜变色和瞳孔缩小。

角膜炎症必然使视力或多或少地受到影响，尤以炎症侵犯瞳孔区域者更为严重。溃疡愈合后形成的角膜瘢痕不但阻碍光线进入眼内，并能使角膜表面弯曲度和屈光折射力发生改变，使物体不能在视网膜上聚焦形成清晰物像，因而视力降低。

总之，当您出现了眼睛有异物感、刺痛甚至烧灼感，伴有怕光、流泪、视力障碍和分泌物增加等症状时，您可能患上了角膜炎，需要及时就医。

四、角膜炎的预防与保健

1. 日常护理

❶多吃芝麻,使眼睛得到充分的"补给"。中医认为,芝麻性平、味甘,具有滋补肝肾、养血明目、润肠通便等功效,可用于肝肾亏损、视物模糊、眼睛干涩等症。从现代营养学分析,芝麻含有人体所需的多种营养素,这些营养素都是维护眼睛正常功能的重要物质,尤其含有丰富的油酸、亚油酸及甘油酸等不饱和脂肪酸,是人体组织细胞的重要成分,常吃能使眼睛明亮有神。

❷多吃富含维生素及纤维素的蔬菜和水果。应戒烟酒,不要吃煎炸、辛辣、肥腻和含糖度高的食品。多食用一些含有维生素A、维生素C的食物也对眼睛有益,因为维生素C是构成眼球晶体的成分之一。胡萝卜肉质细密、质地脆嫩,有特殊的甜味,并含有丰富的胡萝卜素、维生素C和B族维生素。大麦、豆类、胡萝卜、柑橘、亚麻、燕麦和燕麦糠等食物都含有丰富的水溶性纤维。

❸感觉眼睛疲劳时做一做眼保健操,每次做5~10分钟。

❹注意用眼卫生。熬夜使用电脑者,应该避免长时间、近距离观看屏幕,眼睛与屏幕的距离应保持60厘米左右。每工作1小时适当休息5~10分钟。

❺在日常生活中,教师朋友们应注意充分休息,让眼睛多与新鲜空气接触,以利角膜的充分休息和恢复。多听轻松音乐,闭目听听音乐可以让累了一天的眼睛得到充分的休息和调整,也利于缓解眼痛与局部刺激症状。生活作息有规律,避免熬夜、饮酒、过度迷恋网游、强光刺激等诱因,同时保持精神愉悦,心情

舒畅、宁静，这样才能减少患角膜炎的危险因素，让我们的"心灵之窗"永远明亮。

‖特别提醒‖

眼睛不适时，不要用双手揉擦双眼，以免造成细菌入眼，从而引发炎症，危害眼睛健康。如果眼睛有炎症，可以适当选用具有消炎作用同时安全无刺激的眼药水进行治疗。值得注意的是，使用眼药水的间隔为2个小时，每次以1~2滴为宜。

2. 食疗方

总体来讲，角膜炎患者的饮食宜清淡，不宜食用辛辣刺激温热的食物，如生姜、葱、大蒜、韭菜、芥菜、辣椒、胡椒、羊肉、狗肉等。除此之外，各位教师朋友还可以尝试以下护目茶饮，有不错的疗效。

❶虎杖莲心茶。虎杖20克，莲子心10克，茶叶3克。研为粗末，分3份。一份开水冲泡，代茶饮。此茶有清热泻火，解毒之功。据研究，虎杖含有蓼苷、有机酸、葡萄糖苷、多糖类等，有清热解毒、清凉解暑、健胃消食等作用，可以用于便秘兼目赤肿痛者。莲子心为睡莲科植物莲的成熟种子的绿色胚芽，性味苦、寒，可清心、去热、止血、涩精，治心烦、口渴、吐血、遗精、目赤肿痛。

❷枸杞子茶。平时急躁易怒，伴有眼睛干涩者，可饮少量枸杞子茶。枸杞子10克，菊花3克，开水冲泡，代茶饮。此茶有清肝养肝明目之功效。《本草纲目》中说枸杞子"久服坚筋骨，轻身不老，耐寒暑"。中医常用它来治疗肝肾阴亏、腰膝酸软、头晕、健忘、目眩、目昏多泪、消渴、遗精等病症。

❸决明子茶。炒决明子 10 克，开水冲泡，代茶饮。决明子茶是豆科草本植物的成熟种子，味苦、甘而性凉，清肝明目、润肠通便。现代药理研究表明，决明子富含大黄酚、大黄素、决明素等成分，具有降压、抗菌和降低胆固醇的作用。

❹菊花茶。杭菊 3 克，泡水代茶饮用。也可用菊花加金银花、甘草同煎代茶饮用，有平肝明目、清热解毒之功效。所用的菊花应为甘菊，其味不苦，尤以苏杭一带所生的大白菊或小白菊最佳，具有散风热、平肝明目之功效。《神农本草经》认为，白菊花能"主诸风头眩、肿痛、目欲脱、皮肤死肌、恶风湿痹，久服利气，轻身耐劳延年"。

五、角膜炎的治疗

西医治疗角膜炎的基本原则是采取一切有效措施迅速控制感染，将角膜炎的后遗症减少到最低程度。其主要方法有：热敷、冲洗、散瞳、抑菌杀菌、包扎敷裹、手术治疗等。

角膜炎属于中医学"聚星障"的范畴，多因外感风热、风热上犯，或风寒犯目，或肝火炽盛，或痰水湿热蕴蒸及阴虚邪留所致。治法多以疏风散热，清肝泻火。若风热上犯，选银翘散类的疏风清热剂；若肝胆火炽，选龙胆泻肝汤类的清肝泻火剂；若因湿热熏蒸所致，选三仁汤类的清热祛湿剂；正虚邪留者，需扶正祛邪，选加减地黄丸类的方药进行治疗。

中医除了内服中药，还配合局部治疗，常选用清热解毒中药制剂滴眼，如黄芩眼药水、鱼腥草眼药水等；病情严重者，可用银黄注射液作球结膜下注射。此外，还可用中药煎水先熏后服，或中药煎剂雾化。

本章主要参考文献

[1] 陈我隆. 人生保健诀窍. 北京：人民卫生出版社，2005.

[2] 戴居云，王子芳. 世界中医无痛特色疗法. 上海：上海世界图书出版公司，2007.

[3] 刘继林. 家庭食疗保健大全. 成都：四川科学技术出版社，2003.

[4] 孙利群. 吃出健康系列：茶疗篇. 广州：华南理工大学出版社，2002.

[5] 席翠平，刘春生. 常见病自然疗法. 北京：人民军医出版社，2009.

[6] 杨建宇，吴大真. 足浴按摩疗病秘典. 郑州：中原农民出版社，2008.

[7] 于智敏，齐淑兰. 养生保健健康处方. 北京：化学工业出版社，2004.

[8] 39健康网：http://www.39.net/

第二章　教师防治呼吸系统疾病的智慧

据了解，一位在毕业班上课最多的老师，平均每天要"吸"掉12支粉笔的粉笔灰。尽管无尘粉笔、防尘黑板擦正在推广，而且也有不少新发明正在进行中，但多数老师还在使用传统粉笔，而粉笔所带来的各种显性和隐性病症正给教师群体的健康带来不小的隐患。

教师由于常年嗓音教学，加之接受粉笔尘的刺激，造成了职业性呼吸系统疾患的普遍存在。粉笔尘危害着小学、中学、大学等从事粉笔教学的每一位教师的身体健康，粉笔尘会直接作用于上呼吸道，作用于肺部，在支气管各部分和肺泡壁上沉积，引起肺部疾患。同时，众多教师上课时为了不受外界声音的干扰，大多关上门窗，每班四五十人，空气不流通，外加粉尘的影响，患呼吸道疾病的概率较高，其中以感冒、支气管炎症最为常见。我们将在本章为各位老师介绍防治过敏性鼻炎、感冒和支气管炎症等疾病的智慧。

第一节　教师防治过敏性鼻炎的智慧

因上课写板书、擦黑板带来的"粉笔综合征"已成为广大教师的头号健康隐患。尽管无尘粉笔、防尘黑板擦正在推广，而且不少新发明也在进行中，但多数教师还在使用传统粉笔。粉尘是一种常见的过敏原，教师经常吸入粉笔浮尘，受到刺激，会引起过敏性鼻炎等疾病。而且教师们因为工作压力大，容易失眠、焦虑、激动，这些精神因素也会使病情加重。下面就给大家讲讲有关防治过敏性鼻炎的知识。

一、什么是过敏性鼻炎

过敏性鼻炎又称变态反应性鼻炎，是人体对某种物质的变态反应在鼻部的表现，常被误认为伤风。现代医学认为，此类病人为过敏体质，某些对大多数正常人无害的过敏原作用于过敏体质者，便可引起变态反应的发生。常见的过敏原如牛奶、鱼、虾、牛肉、羊肉等，其他如尘埃、毛类、花粉、寒冷等。过敏性鼻炎可有过敏家族史，呈季节性发作。

过敏性鼻炎常见症状为：病初为阵发性鼻痒，继之连续喷嚏，少则一次几个，多则几十个，急性发作时，常有多量水样鼻涕流出，间歇性或持续性鼻塞，还可出现暂时性嗅觉减退、头痛、耳鸣、流泪等症状。虽然患者在该病不发作时能与正常人一样生活工作，但是发作起来还是很痛苦，严重影响生活质量，甚至影响工作，因此要引起广大教师的重视。

二、帮助教师找病因

1. 遗传造成的过敏体质

并不是所有人都会患过敏性鼻炎，一般发生在特定过敏体质的人身上。过敏性体质与基因有关，通常为遗传所致。患有过敏性鼻炎的教师大多有过敏家族史，但近年由于工业化进程的加快,大气污染加剧,使有些原本非过敏性体质的人也演变成过敏性体质,因此,对于教师这个经常接触粉尘的特殊人群,尤其应该注意预防过敏性鼻炎的发生。

2. 接触过敏原

粉尘是过敏原之一,教师这个特殊行业,注定要与粉笔经常接触,对于患有过敏性鼻炎的教师来说,这是比较痛苦的一件事,因为稍不注意吸入粉笔灰,鼻炎就会发作。当然,运动场上的灰尘、校园里盛开的花儿的花粉均可以是过敏性鼻炎发作的强刺激物。

三、过敏性鼻炎的自我诊断

教师朋友如果得了过敏性鼻炎,典型的症状有四种:鼻痒、打喷嚏、流涕和鼻塞。感冒的症状与之相似,所以不那么容易分辨到底是得了感冒还是过敏性鼻炎,可以从以下四个方面来进行初步判断:

❶打喷嚏的次数。一般来说,得了感冒虽然会打喷嚏,但次数并不多,更不会连续打十几个甚至几十个,而过敏性鼻炎的症状之一就是连续打喷嚏。

❷鼻痒。感冒时,鼻子并不会很痒,鼻塞较为常见。但如果得了过敏性鼻炎,患者的鼻腔与咽喉都会发痒,甚至出现眼睛、面颊部位的瘙痒。

❸流清水鼻涕。感冒初期会流清水鼻涕,但量一般不多。过敏性鼻炎则恰恰相反,患者在打喷嚏的同时,还会流大量的鼻涕。

❹其他不适。感冒是由于人体免疫力下降,病毒或细菌侵入导致呼吸道感染引起的。因此,感冒时除了打喷嚏、流鼻涕,还会出现一些全身症状,如头晕、头疼、全身无力、肌肉酸痛等。而过敏性鼻炎发作时并不会出现上述全身症状。

四、过敏性鼻炎的预防与保健

1. 日常护理

过敏性鼻炎的日常护理包括以下几个方面:

❶避免接触过敏原。预防过敏性鼻炎的最根本保健措施是了解引起自己过敏的物质,即过敏原,并尽量避免接触它。尽量避免粉尘、花粉、草木等过敏原,保持办公室内的清洁干燥通风。另外还要注意减少霉菌和霉变的发生。由于蟑螂的排泄物和动物的皮屑都是最常见的过敏原,因此还要注意消灭蟑螂。

❷忌食寒凉生冷等刺激性食物,如冷饮、冰激凌、可乐、冰凉水果、苦瓜、大白菜等。慎食鱼、虾、蟹类等海产食物,多数海鲜类都属于过敏原。平时注意多吃补益肺气的食物,例如白萝卜、梨等。

❸戒烟及避免吸二手烟,并尽量避免出入空气污浊的地方。夏天在空调环境时间不宜过长,电扇不宜直吹。

❹可以经常进行温冷交替浴、足浴和鼻洗涤,用温的生理食盐水冲洗鼻子,或用蒸鼻器将蒸气吸入鼻腔。保持良好的卫生状况,增强家庭保健意识。

❺远离宠物。患有过敏性鼻炎的教师朋友最好不接触及喂养宠物。与一般的认识相反,动物的毛发多不会引起过敏,而动物

的皮屑、唾液及尿中的蛋白质则容易引起过敏症状。这些不可见的蛋白质可以通过空气进入人的眼睛、肺部或者鼻腔。一只猫或者狗每周可以产生大量的过敏性物质，所以：

对过敏性疾病患者，最好的办法是不接触宠物，或者接触的时间尽可能少。

如果一定要养宠物，最好先花一些时间和别的小动物在一起，确定对它是否有过敏反应，或者喂养无皮毛的动物，如海龟、鱼类等。

定期给动物清洁，可以请无过敏性疾病的人代为宠物洗澡。

清洗动物的笼子。动物的笼子内即使在动物搬出后数月都可能存在过敏原。

❻加强运动，锻炼身体。过敏性鼻炎就其病理分析，是因为患者体内含有免疫物质，当患者体质及身体免疫力下降后，形成过敏体质，对过敏原适应能力下降，导致过敏症状。通过锻炼身体的方法可以增强体质，提高免疫力，增强对过敏原的适应能力，也可达到治疗的目的。具体包括：跑步、健身、户外体育运动，身体允许的话可以锻炼后适当进行冷水浴，但要注意一定要等到不出汗时再洗，长期坚持也可有很好的疗效。

2. 饮食宜忌

过敏性鼻炎饮食营养方面的调理，对于减缓过敏性鼻炎的症状，也有不错的效果。以下介绍一些对于患有过敏性鼻炎的教师来说在饮食上需特别留意的事项：

> **患有过敏性鼻炎的教师禁止或尽量少吃以下食物：**
> *牛肉、含咖啡因饮料、巧克力、柑橘汁、玉米、乳制品、蛋、燕麦、牡蛎、花生、鲑鱼、草莓、香瓜、番茄、小麦。
> *冷饮：过冷食物会降低免疫力，并造成呼吸道过敏。
> *刺激性食物：如辣椒、芥末等，容易刺激呼吸道黏膜。
> *特殊处理或加工精制的食物。
> *人工色素：特别是黄色五号色素。
> *避免香草醛、苯甲醛、桉油醇等食物添加物。
> **患有过敏性鼻炎的教师宜多吃以下食物：**
> *多吃含维生素C及维生素A的食物，如：菠菜、大白菜、小白菜、白萝卜等。
> *生姜、蒜、韭菜、香菜等温性食物。
> *糯米、山药、大枣、莲子、薏仁、红糖和桂圆等。

3. 食疗方

中医学认为，过敏性鼻炎主要与肺、脾、肾三脏之虚有关，多因肺气虚弱，感受风寒、风热所导致，多见以下三种情况：

（1）肾虚型

临床表现：鼻流清涕、喷嚏频频、鼻痒不适，经常反复发作，早晚为甚。腰膝酸软、形寒肢冷、遗精早泄、夜尿多、舌质淡、苔白、脉濡弱。

食疗药膳：

❶鳝鱼煲猪肾。黄鳝250克（切段），猪肾100克，同煲熟，调味食用。

❷菟丝细辛粥。菟丝子15克，细辛5克，粳米100克，白糖适量。将菟丝子洗净后捣碎，细辛水煎去渣取汁，入米煮粥，粥熟时加白糖即可。

❸苁蓉金樱羊肉粥。肉苁蓉15克，金樱子15克，精羊肉100克，粳米100克，细盐少许，葱白2根，生姜3片。先将肉苁蓉、金樱子水煎去渣取汁，入羊肉、粳米同煮粥，待熟时，入盐、生姜、葱白稍煮即可。

功效作用：温补肾阳。

（2）风寒型

临床表现：鼻塞、喷嚏、流清涕、咳嗽、咽痛、恶风寒、身痛、舌质淡红、苔薄白、脉浮紧。

食疗药膳：

❶葱白红枣鸡肉粥。红枣10枚（去核），葱白5根，鸡肉连骨100克，芫荽10克，生姜10克，粳米100克。将粳米、鸡肉、生姜、红枣先煮粥，粥成再加入葱白，调味服用，每日1次。

❷神仙粥。生姜6克，连须葱白6根，糯米60克，米醋10毫升，先将糯米洗后与生姜同煮，粥将熟时放入葱白，最后入米醋，稍煮即可食。

功效作用：祛风散寒。

（3）风热型

临床表现：鼻塞、喷嚏、流涕、咳嗽、咽痛、舌质淡红、苔薄黄、脉浮数。

食疗药膳：

桑菊粥。桑叶9克，菊花18克，甜杏仁9克，粳米60克。将桑叶、菊花水煎去渣，加甜杏仁、粳米煮粥食之。每日1剂，连服数剂。

功效作用：疏散风热。

4. 小验方

❶鲜橘子皮适量，将鲜橘子皮靠近鼻子，越近越好，闻的时间越长效果越佳。晚上睡觉时将2～3个鲜橘子皮放在枕头旁，使橘子皮与鼻子的距离越近越好。此法对治疗过敏性鼻炎有奇效。

❷菊花10克，栀子花10克，薄荷3克，葱白3克，蜂蜜适量。将上述药物用沸水冲泡，取汁加蜂蜜调匀，代茶饮用，每日1剂，连用3～5日。适用于急性鼻炎。

❸葱须20克，薄荷6克，蔓荆子15克。水煎取汁代茶饮，每日1剂。适用于急、慢性鼻炎。

❹生姜9克，大枣9克，红糖70克。将上述药物水煎取汁代茶饮用，每日1剂，连用3～5日。适用于急性鼻炎。

❺炮姜10克，炙甘草20克。将上述药物水煎取汁，早晚分服，每日1剂。适用于急性鼻炎。

❻葱适量。捣烂取汁。每晚用药棉蘸葱汁，轮流塞入鼻腔内。适用于风寒型鼻炎。

❼绿茶8克。开水冲泡绿茶，用冒出的蒸气熏鼻子，感觉鼻子通气了也不痒了即可。每天坚持早晚各熏1次，每次15分钟左右，一星期后可收良效。

❽新鲜白色野菊花、蜂蜜各 200 克。取 100 克菊花倒入装有蜂蜜的容器中,将容器上屉蒸约 15 分钟,菊花瓣全部烂熟于蜂蜜中,然后再把余下的 100 克菊花瓣放在蜂蜜上,再蒸 15 分钟,待烂熟后用竹筷搅匀。用消毒棉签蘸菊花蜜涂在鼻腔黏膜上,量不用很多,每天 3 次左右,坚持一个多月即可收效。

5. 运动调理

过敏性鼻炎是常见多发病,治疗方法很多,但还没有特效的治疗方法。临床实践证明,增强体质、提高鼻黏膜对过敏原和不良刺激的抵抗力是主要的治疗手段。因此,坚持适当的健身健美运动是治疗过敏性鼻炎的一种很实用的方法。

(1)慢跑

慢跑最好在早上进行,每天 1 次,每次 15~30 分钟。跑后如果配合冷水或温水浴效果更好。

(2)冷水浴或温水浴

冷水浴应该从夏末秋初开始,经过一段时间的适应后,深秋和初冬仍应继续坚持。冷水浴每次时间不要太长,几分钟就可以了,在感到寒冷之前就要结束。寒冬可改用温水浴。

(3)防感按摩法

本方法是自我进行头面按摩,以增强鼻黏膜的抗病能力,具体做法如下:

❶擦面。首先擦热双手掌,然后沿着鼻旁两侧向头顶发际擦去,再沿颞部至耳前下降,复原。做 36 次。

❷擦鼻。双手握拳,用双大拇指背侧指节面,从鼻旁两侧上下来回擦 36 次,用力要恰当,至局部微热为度。

❸擦背。冬季要注意保温，防止受冻。两手（一手在肩上，另一手在对侧腰骶部）紧握于手巾的两端，置在背后，上下来回擦背 36 次。然后换手，再擦对侧背 36 次。

❹搓脚心（擦涌泉穴）。两手搓热，然后先后各搓脚心（涌泉穴）81 次。也可取坐位，赤足踏在一竹棍（直径 4~5 厘米，长 30 厘米）上来回滚动，练习 5~10 分钟。

五、过敏性鼻炎的治疗

1. 中医治疗

（1）中成药的选用

中医认为本病的发生，内因多与脏腑功能失调及个人禀赋体质有关，因此，采用益气固表、健脾补肾之中药，发病前长时期服用，防病于未然，可改变过敏状态，预防诱发和减轻症状。预防过敏性鼻炎的中成药有以下几种：

❶小青龙合剂。有散寒解表，温肺化饮之功。现代实验研究表明，本药有抗过敏的作用。

❷四物合剂。有调和营卫，滋养气血，活血之功。现代实验研究表明，本药能增强机体免疫功能。

❸川芎茶调散。有疏风止痛之功。现代药理研究表明，本药主要有镇痛、解热、抗炎、增加耐缺氧功能等作用。

❹玉屏风散。有益气固表，调和营卫，使腠理固密之功。实验研究表明，本方对机体免疫反应具有双向调节作用。

❺补中益气丸。有补中益气，调补脾胃之功。实验研究表明，本方有提高机体细胞活性和促进代谢的作用，还可提高机体

细胞免疫功能。

❻金匮肾气丸。有温补肾阳之功。实验研究表明,本方有降血糖,降血脂,增强免疫功能,改善内分泌及微循环,调节自主神经系统,清除自由基,利尿,降血压等作用。

注意,以上中成药的使用应当在医院医生的辨证指导下选用。

(2)按摩治疗

季节交替时过敏性鼻炎容易发作,按摩法是行之有效的方法。按摩进行方式为每天早晚各十分钟,首先将掌心相对,来回搓至手心温暖,用双手大鱼际部位在鼻梁两侧上下摩擦一分钟,使鼻子周围温暖。然后用双手指腹对风池、合谷、迎香、印堂、攒竹、鼻通及眼鼻周围进行指压按摩,以轻微酸胀但不疼痛为原则,每个穴位时间约一分半钟。具体穴位按摩的方法需在专业医生的指导下进行。

风池穴:在项部,当枕骨之下,与风府相平,胸锁乳突肌与斜方肌上端之间的凹陷处。

合谷穴:在手背第1、2掌骨间,第2掌骨桡侧的中点。

迎香穴:在鼻翼外缘中点旁,当鼻唇沟中。

印堂穴:在额部,当两眉头之中间。

攒竹穴:在面部,当眉头凹陷中,眶上切迹处。

鼻通穴:在面部,当鼻翼软骨与鼻甲的交界处,近处鼻唇沟上端处。

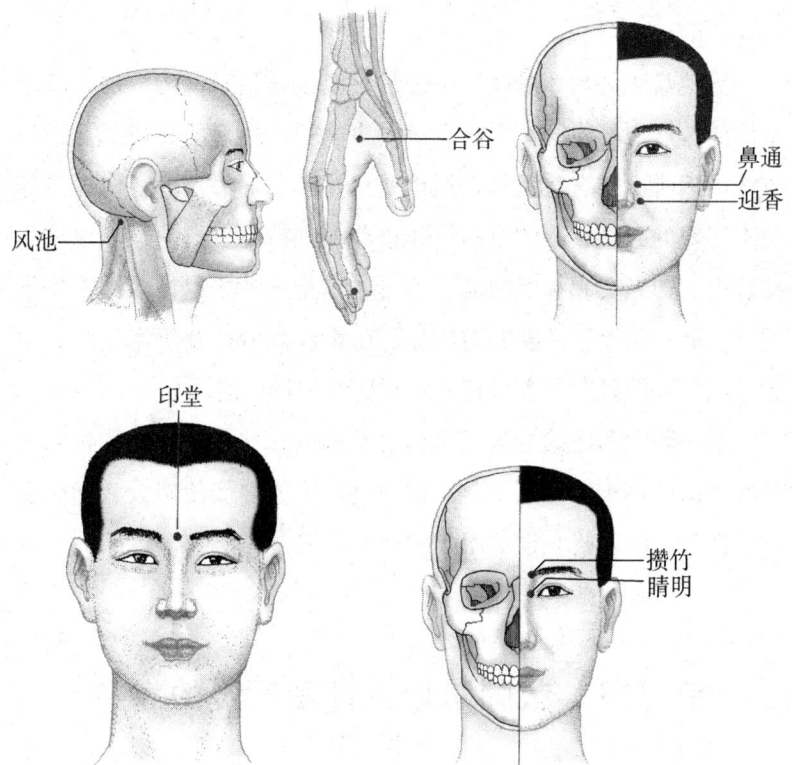

图2-1 风池穴、合谷穴、迎香穴、鼻通穴、印堂穴、攒竹穴、睛明穴

另外,每天下床前可先以热毛巾敷鼻五至十分钟再起床,或以双手按压于腰部,在床上进行踩脚踏车运动,可促使气血循环,增加抵抗力,避免感冒,因为受凉感冒最容易引起过敏性鼻炎的发作。

(3) 其他疗法

除了中成药及按摩治疗外,还有针灸、穴位敷贴、火罐、艾灸、熏蒸及药枕疗法,具体操作方法,应在医院专科医生指导下进行。

2. 西医治疗

避免疗法是治疗过敏性鼻炎最重要也是最基本的方法,从平常生活作息上寻找容易引起发病的事物后,尽量予以避免。这种方法虽然听起来有些无奈,但也是最重要的。另外,还应尽量避免不必要的应酬,不沾烟酒,并培养一种持之以恒的运动以增强抵抗力,加强交感神经功能,不过要切记须持之以恒,并循序渐进。另外,治疗上还有脱敏治疗、药物对症治疗及手术治疗,避免疗法失败的教师朋友应该去正规医院进行诊治。

总之,中西医结合治疗是行之有效的方法,但有效的预防及日常生活的调护更为重要,希望通过以上方法能使广大教师免受过敏性鼻炎的困扰,彻底跟过敏性鼻炎说再见。

第二节 教师防治慢性咽喉炎的智慧

教师每天都要讲课,大声讲话在所难免,并且长期与粉笔灰打交道,因此,教师最易患的职业病就是咽喉疾病。症状明显时常常影响教学工作及教师们的心情,甚至导致生活质量的下降。因此,教师朋友们要做好预防保健工作,防患于未然。

一、什么是慢性咽喉炎

有很多教师常常会感到咽喉部有异物感、痒感、灼热感、干燥感及疼痛感,有时还伴有声音嘶哑、咳嗽无痰,这些都是慢性咽喉炎的表现。下面就给大家介绍一下此病,让教师们对它有进一步的了解。

首先让我们了解一下咽喉的基本结构：咽喉是口腔中相连但又不同的两个部位，"咽"是连接鼻腔后部和口腔后部的通道，"喉"是人体下呼吸道的入口。咽喉部是人体与外界沟通的桥梁，是呼吸、进食的必经通道，受到外部的刺激比较多。正因为这样，咽喉部成了爆发炎症的"重灾区"。

人体的口腔、咽喉潜伏着很多条件致病菌，在一般情况下不易发病，这是因为作为人体呼吸和消化系统"门卫"的咽壁有丰富的淋巴组织，可以有效地阻止细菌、病毒等病原微生物的侵入。但当体内环境发生改变，如感冒、失眠、疲乏、着凉或机体抵抗力下降时，菌群间平衡就会失调，潜伏的条件致病菌大量繁殖以致咽喉受到感染，出现红肿、充血、发干和疼痛等症状，表现为咽喉黏膜、黏膜下组织及淋巴组织的弥漫性炎症，称之为咽喉炎（嗓子痛），可划归上呼吸道感染之列，常分为急性和慢性两种。

慢性咽喉炎多由急性咽喉炎反复发作、过度使用声带或吸烟等刺激所致，也可继发于全身性慢性疾病，如贫血、便秘、下呼吸道炎症、心血管病等。慢性咽喉炎常有咽喉部不适、干燥、发痒、疼痛或异物感（总想不断地清理嗓子）等症状。有时常会在清晨起床后吐出微量的稀痰，并伴有声音嘶哑（往往一会儿便稍加清晰）、刺激性咳嗽等症状，且多在疲劳和使用声带后加重。体检时可见咽部黏膜充血，悬雍垂轻度水肿，咽后壁淋巴滤泡较多、较粗和较红，但机体不发热。慢性咽喉炎的病程长，常反复发作，不易治愈。

二、帮助教师找病因

相关调查研究表明,教师慢性咽喉炎的患病数占门诊就诊总人数的构成比率很高(81%),远远超过其他组(学生15%,其他人员4%)。这表明教师的发病原因除共同的因素(如病毒、细菌感染,粉尘、化学气体刺激)外,还可能与其职业因素有关。

1. 职业因素

教师长期超负荷讲课及发音方法不科学,喉部和咽部黏膜在强气流的长期冲击下充血肿胀,易发生慢性咽喉炎。

2. 精神心理因素

由于教学科研任务重,竞争激烈,心理压力大,教师的神经系统长期处于高度紧张状态,失去对中枢或外周免疫器官的有效调节,继而神经末梢递质和多肽与淋巴细胞膜表面相应受体结合,导致免疫系统调节失调,致使免疫功能降低,易发生慢性感染。

3. 其他一般因素

❶长期鼻塞、张嘴呼吸。鼻腔有将空气加温及湿润的功能,若教师有肥厚性鼻炎或下鼻甲烧灼过度而丧失生理功能,则造成干冷空气直达喉部而发生干痛。

❷长期鼻涕倒流刺激咽喉。常见于患有慢性鼻炎的教师,因为脓性分泌物会破坏咽喉表面细胞的纤毛活动,易滋生细菌。

❸持续或复发性的咽喉感染。有教师反复"感冒"或"扁桃

体发炎"后可造成咽喉有痰或异物感。

❹胃酸反流烧灼咽喉。常见于喜欢在睡前大吃大喝后倒头便睡的教师，因为酸性胃液会反流烧灼食道及咽喉，长期刺激，教师常会于睡醒发觉咽喉灼热、干痛。

❺刺激性饮食及不当口腔卫生。一些男教师喜欢喝酒，嗜食辛辣及刺激性食物，饭后来根烟，却忘了要经常刷牙及漱口，这样每餐饮食都是一次刺激，容易诱发慢性咽喉炎。

❻讲话过多，水分补充不足。教师们说话多了口干舌燥，加上有些中老年人本身唾液分泌不足，咽喉也随之干燥。此时应多补充水分，少量多次饮水比一次大量喝水更能滋润喉咙。

三、慢性咽喉炎的自我诊断

教师们如果有咽部发干、刺痛、灼热、发痒、异物感等自觉症状之一项，去医院检查发现咽部黏膜充血及咽后壁淋巴滤泡增生半年以上者便可诊断为慢性咽炎。凡经五官科间接喉镜检查声带充血、增厚、闭合不良、声音嘶哑、声带有小节或息肉且患病在三个月以上者诊断为慢性喉炎。因为教师多由于职业原因，讲话过多及不正确发音损伤声带，多数在慢性咽炎的基础上合并慢性喉炎，即出现咽部不适的同时还伴有声音嘶哑的症状。

四、慢性咽喉炎的预防与保健

慢性咽喉炎其实并不可怕，只要找到致病原因并积极克服，同时避免有害因素刺激，便可有效预防该病的发生。已患慢性咽喉炎者，也可以采用药茶、食疗等方法，使症状缓解、甚至痊愈。

1. 日常护理

❶学会科学发音。充分利用共鸣器官及合理利用气息,使用"高位置声音,低位置气息"的科学方法,以减少声带负担,防止声带疲劳,使声音洪亮、深厚、清晰。具体做法是:发声时,根据音的高低适度打开口腔,下腭和舌根放松,软腭自然向上抬起,并用呼吸来支持声音,使共鸣位置抬高,声音脱离喉部而到达头上的共鸣腔——咽腔、口腔和鼻腔。可以张口吸气,体会一下喉头自然放下,下腭、舌根放松的感觉,并使呼吸有深度地进行练习。经常进行发音训练,学会使用胸式呼吸,提高讲课的艺术性,减少声带负担,防止声带疲劳。

❷注意音量。讲课中注意音量,切勿太大声或急切地说话,适当安排学生回答问题或朗读,多利用体态语言等,让声带稍事休息。避免长时间过度用声,在大教室上课的教师应配用麦克风。

❸保持心情舒畅。胸怀豁达,涤尽尘虑,淡泊名利。避免在日常生活中因陷于人际是非而心理失衡、伤心、焦虑、愤怒,导致气郁不畅,郁而为热,最终引发咽喉疾病。

❹加强锻炼,增强体质。早晨空气清新,宜到室外跑步;下午下班后可到操场上打各类球;春秋季、节假日可骑自行车郊游,既增加情趣,又锻炼身体;夏季游泳,冬季用冷水洗脸等。提高自身抗病能力,减少上呼吸道感染机会。

❺注重环境卫生,减少不良刺激。建设优美、整洁的校园环境,注意室内清洁、空气流通,避免有害粉尘、气体刺激鼻、咽喉、气管等上呼吸道部位;保持口腔清洁,早晚饭后含漱;避免

习惯性张口呼吸或不自主地吭咳等不良习惯。

❻生活规律。起居有时、寒暖适中、谨防感冒、不妄作劳、节制饮食、少饮酒、少吃辛辣煎炸之品、戒烟等均可预防本病或有利于康复。无病早防，对易患教师是至关重要的。防止饮食不规律，如吃饭不能保证时间和质量，或者长时间饥饿，或者暴饮暴食，导致胃肠功能紊乱，影响消化和吸收，造成体质衰弱，容易感冒，加重咽炎。有些教师喜欢吃过热、过冷或辛辣刺激食物，或嗜好饮烈酒、浓茶，使咽部黏膜经常处于充血状态，会加重咽部不适。另外，进食过快、食物未经细嚼就咽下也是咽炎患者的大忌。

❼加强防治措施。积极治疗鼻炎、支气管炎等呼吸道慢性炎症及其他全身性疾病。为保证教学及科研的正常秩序，在春、秋季上呼吸道疾病流行季节，学校医疗机构可采用集体及个人预防措施。

2. 中药泡茶饮

中药泡茶喝既经济实惠，又简便实用，长期服用可以有效改善慢性咽喉炎的症状及预防该病的发作。下面介绍一些常用且效果较好的茶饮方给教师朋友，教师朋友可根据自身情况合理选用之，闲暇之时泡上一杯，既简单又能治病，何乐而不为呢？

❶胖大海茶。每次 3～5 枚，沸水冲泡代茶饮。清热，润肺，利咽，解毒。但要注意胖大海属凉性中药，有虚寒症状者不宜久服。

❷玄麦甘桔茶。玄参 15～30 克，麦冬 6～12 克，甘草 6～9

克,桔梗6~10克,共制粗末,煎水代茶频饮。润喉清肺,利咽解毒。

❸乌梅茶。乌梅5~10枚,沸水冲泡,代茶饮。敛肺,生津。

❹罗汉果茶。罗汉果1个。将罗汉果切碎,用沸水冲泡10分钟后,不拘时饮服。每日1~2次,每次1个。清肺化痰,止渴润喉。主治慢性咽喉炎、肺阴不足、痰热互结而出现的咽喉干燥不适、喉痛失音或咳嗽口干等症。

❺橄榄茶。橄榄两枚,绿茶1克。将橄榄连核切成两半,与绿茶同放入杯中,冲入开水,加盖闷5分钟后饮用。适用于慢性咽炎,咽部异物感者。

❻大海生地茶。胖大海5枚,生地12克,冰糖30克,茶适量。上药共置热水瓶中,沸水冲泡半瓶,盖闷15分钟左右,不拘次数,频频代茶饮。根据患者的饮量,每日2~3剂。清肺利咽,滋阴生津。肺阴不足、虚火夹实之慢性喉炎而兼大便燥结者,用之最宜。

❼橄榄海蜜茶。橄榄3克,胖大海3枚,绿茶3克,蜂蜜1匙。先将橄榄放入清水中煮片刻,然后冲泡胖大海及绿茶,闷盖片刻,入蜂蜜调匀,徐徐饮之。每日1~2剂。清热解毒,利咽润喉。主治慢性咽喉炎,咽喉干燥不舒或声音嘶哑等属阴虚燥热证者。

❽二绿女贞茶。绿萼梅、绿茶、橘络各3克,女贞子6克。先将女贞子捣碎后,与前三味共入杯内,以沸水冲泡即可。每日1剂,不拘时饮服。养阴利咽,行气化痰。肝肾阴虚、虚火上浮、气郁痰结之咽痛不适、咽喉异物感者,饮之有良益。

❾桑菊杏仁茶。桑叶10克，菊花10克，杏仁10克，冰糖适量。将杏仁捣碎后，与桑叶、菊花、冰糖共置保温瓶中，加沸水冲泡，盖闷约15分钟后，即可当茶水饮用，边饮边加开水，每天1剂。清热疏风，化痰利咽。适用于慢性咽炎急性发作，咽痛、咳嗽、发热、头痛等症。

❿双根大海茶。板蓝根15克，山豆根10克，甘草10克，胖大海5克。共置保温瓶中，用沸水冲泡，盖闷20分钟后即可当茶水饮用。也可加水煎煮后，倒入保温瓶中慢慢饮用，每天1剂。有清热、解毒、利咽的作用，适用于慢性咽炎咽喉疼痛明显者。

⓫马鞭草绿豆蜜茶。鲜马鞭草50克，绿豆30克，蜂蜜30克。将绿豆洗净沥干，新鲜马鞭草连根洗净，用线扎成2小捆，与绿豆一起放锅内，加水1500毫升，用小火炖1小时，至绿豆酥烂时离火，捞去马鞭草，趁热加入蜂蜜搅化即可饮汤食豆。每日1剂，分2次服，连服数日。清热解毒，润喉利咽。

⓬清音茶。胖大海5克，蝉衣3克，石斛15克。水煎代茶饮。养阴润喉，利咽治喑。适用于慢性咽炎伴有声音嘶哑者。

⓭山楂利咽茶。生山楂20克，丹参20克，夏枯草15克。使用时，先用清水洗去浮尘，然后加水煎30分钟后，滤取药汁，每日数次，代茶频饮。活血散结，清热利咽。适用于慢性咽炎，咽部淋巴滤泡增生明显者。

⓮青果茶。盐橄榄15克，玄参10克，生甘草3克。泡水代茶饮。适用于阴虚咽喉疼痛，声嘶失音者。

⓯参麦银花茶。玄参10克，麦冬10克，银花10克。放保温杯中，用沸水冲泡，盖闷15分钟后即成。代茶频饮，每日1剂。

滋阴清火，解毒利咽。适用于慢性咽喉炎自觉咽喉部有异物感，口干咽燥，声音嘶哑，干咳少痰等。

⑯银麦甘桔茶。银花9克，麦冬9克，桔梗6克，甘草6克。上药制成粗末，取药末放杯中，用沸水冲泡，加盖闷15分钟即可饮用。代茶频服，每日1~2剂。养阴，清肺，利咽。适用于咽喉疼痛，口干，口渴等症。

⑰参叶青果茶。人参叶9克，青果30克。上药洗净放保温杯中，用沸水冲泡，加盖闷15分钟即可饮用。清热生津，润燥利咽。用于慢性咽炎。

⑱护嗓利咽茶。青果3枚，金银花5克，菊花3克，绿茶3克。先将青果、金银花、菊花加水煎煮，去渣取汁，以药汁煮沸后冲泡绿茶。润肺化痰，清咽利喉。适用于急慢性咽喉炎，咽喉不适，喑哑等。

⑲橄榄芦根茶。芦根30克，咸橄榄3枚。用沸水冲泡，盖闷15分钟即成。润喉清咽。适用于咽喉肿痛，感冒乏力，肢体酸楚。

⑳养阴利咽茶。麦冬10克，沙参10克，玄参10克，桔梗10克，胖大海10克，甘草3克，木蝴蝶3克。一同放入大茶杯中，用沸水冲泡。每天1剂，不拘时饮用。滋阴清热，润肺利咽。适用于声音嘶哑，咽喉肿痛，慢性咽喉炎。

3. 食疗方

在临床上，对于慢性咽喉炎的治疗，若采用中西医治疗效果不显著，再配合食疗，则能收到较好的治疗效果，并且简单易行。现介绍一些屡试不爽的食疗验方供教师朋友参考：

❶枸杞粥。枸杞子15克，糯米150克。糯米、枸杞子分别洗净，加水放置30分钟，以文火煮制成粥即可。每天服用1碗。具有滋阴润喉的功效，适用于慢性喉炎咽喉干燥者。

❷甘蔗萝卜饮。甘蔗汁、萝卜汁各半杯，百合100克。将百合煮烂后混入两汁备用。每天临睡前服用1杯。具有滋阴降火的功效，适用于嗓音疲劳和慢性喉炎证属虚火偏旺，症见喉干咽燥、面红、手足心热者。

❸芝麻红糖粥。芝麻50克，粳米100克，红糖适量。先将芝麻炒熟，研成细末。粳米煮粥，待粥煮至黏稠时，拌入芝麻红糖稍煮片刻即可食用。此粥气香味美，适用于肝肾不足、头昏目花、肺燥咳嗽等症。

❹蜜枣甘草汤。蜜枣8枚，生甘草6克。将蜜枣、生甘草加清水两碗，煎至一碗，去渣即可。可以作饮料服用，每日两次。有补中益气、润肺止咳之功效，适用于慢性支气管炎、咳嗽、咽干喉痛等症。

❺银耳沙参鸡蛋饮。银耳10克、北沙参10克。二味加水适量熬煮取汁，然后打入鸡蛋1~2个，蛋熟后加适量冰糖服用。本方有养阴清热、润肺等功效，适用于治疗阴虚肺燥引起的咽干喉痛。

❻鲜藕绿豆粥。鲜藕50克，绿豆30克，粳米30克，白糖适量。先煮绿豆至沸，入粳米共煮半熟，加入鲜藕片煮至粥熟，加糖服用。本粥甘滑可口，具有清热凉血、利咽除烦、生津止渴的功用。凡肺胃火炽的咽喉急性炎症及炎症后期火热伤阴，均可以此粥作辅食，随时服之。

❼雪梨白莲粥。雪梨3个，白莲子10克，粳米50克。雪梨去皮、核，切薄片。先以清水适量煮雪梨，继入白莲子，煮熟烂

后备用。将粳米煮粥，熟后掺入雪梨、白莲子搅匀，加糖适量，待温服用。本品味甘鲜美适口，具有清利咽喉、清热除烦、养阴润燥的功效，适合于肺胃阴虚、虚火上炎的慢性咽喉疾病及喑哑失音。

❽二冬粥。天门冬25克，麦门冬25克，粳米50克，蜂蜜1匙。先将天门冬、麦门冬捣烂煮汁，滤去渣，用汁煮米做粥，加蜂蜜食之。具有养阴润燥、清热利咽的作用，适合于急性咽喉炎症后期热病伤阴及慢性咽喉炎症出现咽喉干燥疼痛、口渴心烦、声音嘶哑等症。

❾百合生地粥。百合50克，生地20克，粳米50克，白糖适量。将生地切碎后加水煮汁，去渣，以汁煮百合、粳米成粥，加白糖服食。具有养阴润肺、清热利咽的功效，适于肺胃阴伤、燥热上犯咽喉而见咽喉微痛微痒、干咳声嘶的慢性咽喉炎症。

❿蔗荸百合饮。甘蔗汁30克，荸荠汁15克，百合15克。先以水适量煎百合20分钟后，兑入蔗汁、荸荠汁服用，治疗阴虚肺燥的咽喉干燥、干咳无痰。

⓫鸭蛋薄荷汤。鸭蛋1~2个，新鲜薄荷30克，食盐、味精适量。先将锅内放适量水，烧沸后打入鸭蛋，煮至蛋熟时，放入鲜薄荷、食盐、味精，稍煮片刻即可食用。每天1次，连服数天。

⓬杏仁雪梨汤。杏仁10克，雪梨1个，冰糖30克。先将梨削去皮、核，切成小块，与杏仁、冰糖共置碗内，加适量水放锅内隔水蒸或炖1小时。食梨喝汤，每天1次。

⓭蒸柿饼罗汉果。柿饼15克、鲜罗汉果1枚，共蒸至烂熟取食。日服1次。适用于慢性咽喉炎伴肺热咳嗽、痰浓、

便秘者。

⓮蜂蜜鸡蛋汤。鸡蛋1枚,去壳搅匀,沸水冲熟后加入蜂蜜20毫升、芝麻油数滴即成。空腹顿服,早晚各服1次。用治慢性咽喉炎。

⓯豆豉姜汤。豆豉15克、生姜6片,加水煎汤。热饮,温覆取汗。适用于外感风寒而致咽喉肿痛者。

⓰萝卜冰糖饮。新鲜大萝卜560克,洗净捣烂绞汁,加入冰糖15克蒸化。趁热缓缓呷咽。适用于咽喉炎伴咳嗽、胸闷者。

⓱马齿苋猪肉汤。鲜马齿苋90克、瘦猪肉200克,加水共煨汤,以少许食盐调服。食肉饮汤,日内随量。适用于咽喉肿痛伴小便短赤者。

⓲咸芥菜汁饮。盐渍的陈年芥菜30克,沸水冲烫取汁,温后含漱及内服。日服1次。适用于急性咽喉炎疼痛明显伴声音嘶哑者。

⓳醋煮鸡蛋。鸡蛋2枚、米醋500毫升,放入锅内共煮约15分钟,蛋去壳后复入醋中继续煮15分钟即成。吃蛋酌饮醋汁,日内2次分服,连服2~3天。用治咽喉炎失音者。

⓴丝瓜汁饮。新摘丝瓜3条,洗净,捣烂取汁,顿服。可清热解毒、消肿止痛。

㉑盐橄榄。将盐腌橄榄晒干备用。用时取1枚含口中,缓嚼慢咽之。日服2次。适用于咽喉水肿明显者。

㉒双叶汤。鲜桑叶20克、薄荷叶10克,水煎取汁去渣,温后含漱。每日5次,每次含漱5分钟后可咽下。适用于咽喉肿痛急症伴发热、头昏脑胀者。

▎特别提醒▎

教师要预防咽喉炎，还需从日常饮食上加以注意：

＊蔬菜宜食萝卜、芹菜、南瓜、藕、丝瓜、苦瓜等。萝卜解毒散瘀、止咳化痰，走肺、脾二经，长于利气。芹菜涤热祛风，利口齿、咽喉。南瓜润肺益气，清热解毒。藕养胃滋阴，凉血散瘀。丝瓜尤以经霜者为佳，可清热解毒。苦瓜清热解毒，爽口利咽。

＊水果宜食橄榄、雪梨、乌梅、西瓜等，忌食橘子。橄榄功效清咽利喉。雪梨润肺消痰、清热降火，实火生食，虚火煮食。乌梅有除烦解热，消痰宽中，止血等功效。西瓜能引心包之热下泻，解热病大渴。橘子味酸可聚痰，不宜多食。

＊吃富含胶原蛋白和弹性蛋白的食物，如猪蹄、猪皮、蹄筋、鱼类、豆类、海产品等，有利于慢性咽喉炎损伤部位的修复。

＊摄入富含B族维生素的食物，如动物肝脏、瘦肉、鱼类、新鲜水果、绿色蔬菜、奶类、豆类等，有利于促进损伤咽喉部的修复，并消除呼吸道黏膜的炎症。

＊少吃或不吃煎炸、辛辣刺激性食物如油条、麻团、炸糕、辣椒、大蒜、胡椒粉等。

五、慢性咽喉炎的治疗

1. 中医治疗

（1）按摩治疗

中医按摩法也能很好地缓解教师慢性咽喉炎发作时的症状。教师亦能自己操作，长期坚持可获很好的疗效。

❶用拇指和食、中指揉咽喉部两侧 20～30 次。

❷用拇指、食指捏揪咽喉部皮肤 20～30 次,使局部发红、咽喉发热为佳。按压天突、翳风、合谷穴每穴 1 分钟。每日上午、中午、晚上各 1 次。

天突穴:胸骨上窝中央。

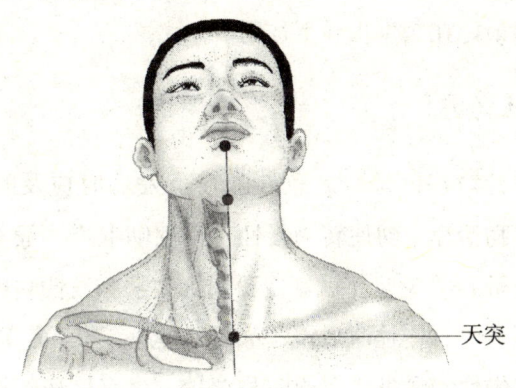

图 2-2　天突穴

翳风穴:耳垂后耳根部,颞骨乳突与下颌骨下颌支后缘间凹陷处。

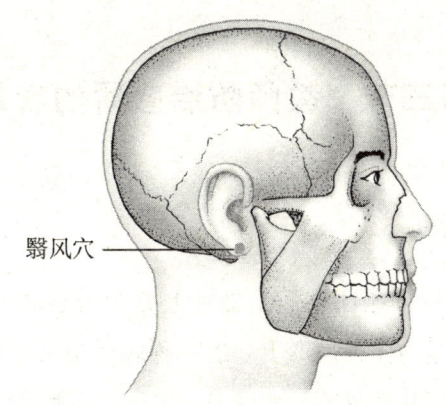

图 2-3　翳风穴

合谷穴：手背部，第二掌骨取中点处。（图2-1）

（2）其他疗法

中成药若选用对症，含服或内服，疗效显著。铁笛丸可润肺利咽、生津止渴，用于咽干口燥、声音嘶哑、咽喉疼痛；清咽丸能清热利咽，用于声哑失音。如同时配合刺血疗法或灸法疗法疗效更捷，但最好在医生指导下选用。

2. 西医治疗

主要是针对病因治疗。急性咽喉炎发病时应及时选用抗病毒、抗菌药物治疗，勿使转为慢性。慢性咽喉炎一般不需要抗菌药物，不要听到"炎"字就一定要用抗生素。慢性咽炎可选用中成药健民咽喉片、桂林西瓜霜、草珊瑚含片、华素片等含服。

总之，慢性咽喉炎重在预防与调护，患有该病的教师朋友只要在日常生活中做好调护工作，便可以有效控制症状及其复发，远离慢性咽喉炎的反复"纠缠"。

第三节　教师防治感冒的智慧

一、什么是感冒

感冒是一种自愈性疾病，总体上分为普通感冒和流行性感冒。普通感冒是由多种病毒引起的一种呼吸道常见病。普通感冒多发于初冬，但其他季节，如春天、夏天也可发生，不同季节感冒的致病病毒并非完全一样。流行性感冒俗称"流感"，是由流感病毒引起的急性呼吸道传染病。病毒存在于病人的呼吸道中，在病人咳嗽、打喷嚏时经飞沫传染给别人。

二、帮助教师找病因

首先，由于教师朋友生活起居不慎，受风、受凉、受热，天气过于干燥，而自己又不注意多饮水，频繁出入于空调房和外部炎热或者寒冷空气之中，感受中医所说的风、寒、暑、湿、燥等邪气，均可导致感冒的发生。

其次，教师朋友们为了教育事业劳心伤神，或者为家庭琐碎事务操心而引起身体抵抗力降低，抗击感冒能力减弱，同样情况下可能别人不感冒，而教师朋友更易感冒。此为中医所讲"虚人感冒"。

同时，学校人群密集，课堂空气不流通，教师上课与学生的密切接触都给病毒的传播提供了便利的条件，而由此引起的流行性感冒会在流感多发季节危害教师的身体健康。

三、感冒的自我诊断

对于教师朋友们来说，感冒并不陌生，当出现发热、头痛、咽痛等症状时，不用看医生，我们也可以意识到自己感冒了。但是如何区分自己是患了普通感冒还是流行感冒，下面为各位教师朋友介绍一下。

普通感冒和流行性感冒，都有不同程度的全身中毒症状和上呼吸道感染症状。普通感冒发热、畏寒、体痛以及头痛等全身症状往往表现得较轻，而以鼻塞、流涕、咽喉干燥等上呼吸道感染症状表现得较为突出。流行性感冒鼻塞、流涕、咽喉疼痛等症状较轻，而畏寒、高热、全身痛、头痛等全身症状较重，且常并发肺炎、病毒性心肌炎等。

流行性感冒，顾名思义，多呈流行性，同时一家、一处、众人突然发病，迅速蔓延，往往先出现怕冷、发热，体温常达39～40℃，周身酸痛，疲乏无力。1～3天后再出现明显的鼻塞、流涕、喷嚏、咳嗽、咽痛等症状，病情较普通感冒重，体力恢复较慢。

‖特别提醒‖

当您出现发热、头痛、咽痛等症状，又长时间不愈，并出现别的症状，比如乏力、间断发热、贫血等，教师朋友应当注意，这时您患的可能不是感冒。因为身体其他一些系统疾病比如血液病、肿瘤等的发病也会出现乏力、发热、头痛等类似感冒的症状。出现以上情况请及时就医，系统检查，不可耽误病情。

四、感冒的预防与保健

对于教师朋友来说，增强体质，锻炼身体，增强机体自身抗病能力是预防急性上呼吸道感染最好的办法。应坚持有规律的合适的身体锻炼，提高机体预防疾病的能力及对寒冷的适应能力。做好防寒工作，避免发病诱因。生活有规律，避免过劳，特别是晚上不要工作过度。注意与患有呼吸道疾病的人群隔离，防止交叉感染等。

1. 食疗方法

❶多喝水。水可以加快病毒的排出，最好是白开水，如果喝不下去，可以加果汁或茶调口味。

❷白菜萝卜汤。白菜心500克，切成碎末，白萝卜120克，

切成薄片，加水800毫升，煮至400毫升后，加红糖适量。每次200毫升，每天2次，连服3~4天。

❸苹果蜂蜜水。苹果5个去皮，切成小块，加水1升，煮沸5分钟，自然冷却到40℃，加少许柠檬汁和适量蜂蜜搅拌均匀，每天多次少量饮用。

❹姜丝萝卜汤。姜丝25克，萝卜50克切片，加水500毫升，煮15分钟，加红糖适量。每次200毫升，每天1~2次。

❺葱蒜粥。取干净的葱白10根，切碎，大蒜3瓣，大米50克，加水煮成粥。每次150毫升，每日2次。

❻葱头饮料。洋葱头1个，切碎，加鲜牛奶250毫升，煮开，自然冷却，加适量蜂蜜，睡前服用100毫升。

❼姜丝可乐。鲜姜丝50克，加1000毫升可乐，煮沸，热饮，每次100毫升，每天数次。

❽橘皮冰糖饮料。鲜橘皮50克，加冰糖适量，用开水冲泡代茶饮用。

2. 预防感冒常用中药

在感冒的流行季节预防服药，可以使感冒的发病率大为降低。常用的中药主要有贯众、大青叶、板蓝根、藿香、佩兰、薄荷、荆芥等。不过，随着季节的变化，预防感冒的药物亦有所区别。如冬春季可以用贯众、紫苏、荆芥各10克，水煎服；夏季用藿香、佩兰、薄荷各10克，水煎服；流行性感冒好发时节可选用板蓝根、大青叶、菊花、金银花各10克水煎服等。

各位教师朋友可以将上述药物当作茶饮，平时上课或在办公室时泡上一杯，既利于咽喉，又能有效预防感冒。

3. 泡脚防治感冒

中医认为,感冒多是因感受外邪,肺部功能失调所致。而药浴泡脚就可以宣肺解表、发汗散邪。现代研究表明黄芩、桑叶、菊花具有抗菌、抗病毒的作用,中医则认为以上药物具有疏风散热的功效。药浴浸泡双脚可以改善血液循环,增强机体的免疫功能,缩短病程,减少并发症及预防感冒的复发。

(1) 中药泡脚

感冒患者的泡脚方:生麻黄50克、杏仁50克、桑叶50克、菊花50克、桑白皮50克、黄芩25克、桂枝50克、细辛25克,水煎后去渣取药液。

方法:首先把上述药材分为等量两份(每份可重复使用3次),取其中的一份放入锅中,加入1500毫升水,煎煮20分钟后,把药水倒入盆中。先用药水的蒸汽熏脚,等温度合适后再泡脚(温度不要低于43℃),为保持药水温度可以随时加入适量的热水。每次浸泡时间以发汗程度而定,一般为20~30分钟,最好用深一点的盆,把小腿也一起浸泡效果更好。药水在重复使用时,只需在泡脚前加热沸腾即可。

(2) 盐姜泡脚

中医认为,食盐具有清火、凉血、解毒等功效,而生姜则具有散寒、止吐、解毒的作用,对于风寒感冒、喘咳胀满、咽喉疼痛等治疗效果比较好。盐姜泡脚法一般感冒初期做两次即可见效。

方法:在热水中加一小勺食盐、生姜50~70克,泡脚半小时左右。泡脚时,可以先把脚放在热汽上熏,待水温下降后再将双脚浸泡在水中,并互相搓擦,直至水凉。泡脚后进行按摩也是一个治疗和缓解感冒症状的好方法,特别适合身体抵抗力低、容易感冒的老年教师。熏泡后进行脚部按摩,通常按摩30分钟左右即可。

盐姜泡脚这个方法比较简单,不用去买中药,各位教师可以天天在家泡脚时都采取这种方法,养生防病,益寿延年。

需要注意的是,浴足疗法发汗适中即可,不宜过度大量发汗。浴足疗法后要注意保暖,防止再次着凉受寒。对于重症感冒,如发烧38℃以上的患者,最好去医院就医,不能用药浴泡脚代替药物治疗。

五、感冒的治疗

感冒是由感冒病毒引起的感染,用抗生素治疗无效,宜采用中药治疗,如有合并细菌感染者可选用抗生素治疗。流行性感冒与普通感冒治疗方法不同。流行性感冒多以清瘟解毒、发汗为主,如银翘解毒丸、桑菊感冒片、板蓝根冲剂等;普通感冒则以清里解表为主,轻者可用生姜红糖汤,重者可用速效感冒胶囊、通宣理肺丸、防风通圣丸等。同时要注意休息,多饮白开水,适当增加营养。

下面是一些简便易行的治疗感冒的方法:

(1) 食醋滴鼻、熏蒸

将食醋以冷开水稀释,配制成5%~10%溶液滴鼻,每日4~6次,每侧鼻孔滴入2~3滴,对治疗普通感冒及流行性感冒有很好的疗效,尤其感冒初期疗效更佳,因食醋可杀灭潜伏在鼻咽部的感冒病毒。在感冒流行期间,用食醋滴鼻有可靠的预防作用。

另外，食醋熏蒸也可治疗感冒。将100克食醋放在火炉上熏蒸，室内不仅顿时生香，而且醋分子飘散在空气中杀灭室内的感冒病毒，能有效地预防感冒发生。感冒流行期间，每日最好熏蒸食醋1~2次。

(2) 穴位按摩

用双手的拇指、食指或中指指端（任用一指）按摩鼻通、迎香等穴（图2-1）后，再用鱼际周围的肌肉发达区，揉搓鼻翼两侧由迎香穴至印堂穴的感冒敏感区。再按摩涌泉穴和足心，直至发热，使这两个区域的经络通畅，气血运行正常。这样可预防风寒之邪入侵机体，"御敌于国门之外"。

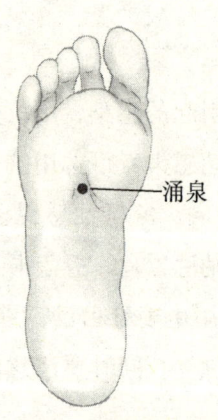

图2-4 涌泉穴

(3) 多睡觉

美国哈佛大学医学院的研究人员发现，人在睡眠时，体内细菌可制造出一种叫"胞壁酸"的物质，有增强人体免疫力的作用，能加速感冒及其他病毒性疾病的康复。因此提出睡眠也是一种治疗方式，特别是对感冒尤为适用。

(4) 呼吸蒸汽

在大口茶杯中装入开水大半杯，面部俯于其上，对着袅袅上升的热蒸汽做深呼吸，直到杯中水凉为止，每日数次。此法治疗感冒，特别是初发感冒，效果较好。对教师朋友来说，此法既简单又能美容，不失为良法。

(5) 冷水洗面

此法一般从夏季开始，秋冬不辍，以增强适应性。每日早晚坚持用冷水洗脸，可促进面部的血液循环，提高抗病、耐寒能力，从而预防感冒的发生。

(6) 搓手

手拇指根部（医学上称为大鱼际）肌肉丰富，张开手掌时，明显突起，占手掌很大面积。大鱼际与呼吸器官关系密切。每日搓搓，对于改善易感冒的体质大有益处。方法是：

❶对搓两手大鱼际，直到搓热为止。搓法恰似用双掌搓花生米的皮一样。

❷一只手固定，转另一只手的大鱼际，两手上下交替。

❸两个大鱼际向相反方向对搓，大约搓一到两分钟，整个手掌便会发热。这样做可促进血液循环，加强身体新陈代谢，增强体质，不易感冒。

(7) 按摩鼻翼

两手微握拳，以屈曲的拇指背面上下往返按摩鼻翼两侧。每日上下午各按摩15～30次，以局部红、热为度。此法可改善鼻部血液循环，促进黏膜细胞分泌，并通过纤毛的"定向摆动"，将感冒病毒及其有害的代谢产物排出体外。

第四节　教师防治支气管炎的智慧

一、什么是支气管炎

支气管炎有急性与慢性之分。急性支气管炎是由生物、物理、化学刺激或过敏等因素引起的气管黏膜的急性炎症，临床主要症状有咳嗽和咳痰，常见于寒冷季节或气候突变时，也可由急性上呼吸道感染（即通常我们所说的感冒）蔓延而来。

慢性支气管炎是气管、支气管黏膜及其周围组织的慢性炎症。临床上以咳嗽、咳痰或伴有气喘等反复发作等为主要症状，每年持续3个月，连续2年以上。早期症状轻微，多于冬季发作，春夏缓解。晚期因炎症加重，症状可长年存在。病情呈缓慢进行性进展，常并发阻塞性肺气肿，严重者常发生肺动脉高压，甚至肺源性心脏病。

二、帮助教师找病因

由于粉笔粉尘侵袭呼吸道，黏附在气管和支气管，破坏纤毛上皮细胞，促使黏液腺增生、肥大，引起支气管炎症。这种粉尘性支气管炎主要表现为咳、痰、炎等症状，教龄越长患者越多，程度也越重。此外，如果教师朋友接触了冷空气、刺激性气体或烟雾（如二氧化硫、氨气、氯气等），也会刺激呼吸道黏膜，引起支气管炎症。

三、支气管炎的自我诊断

慢性支气管炎症起病多缓慢，病程较长，部分患者发病前有急性支气管炎、流行性感冒等急性呼吸道感染史，迁延不愈而发展为本病。主要症状为慢性咳嗽、咯痰和气短或伴有喘息。症状初期较轻，随着病程进展，因反复呼吸道感染（感冒），急性发作愈发频繁，症状亦愈严重，尤以冬季为甚。

当教师朋友遇到以下这样的情况，而且每年发作3个月及以上，连续两年以上都出现这种情况，提示您可能患上了慢性支气管炎。

❶咳嗽。初期晨间咳嗽较重，白天较轻，晚期夜间亦明显，睡前常有阵咳发作，并伴咳痰。随着病情发展，咳嗽终年不愈。

❷咳痰。以晨间排痰较多，痰液一般为白色黏液性或泡沫性。当急性发作伴有炎症感染时，痰量增多，痰液则变为黏稠或脓性。

❸气短与喘息。患病初期多不明显，当慢性支气管炎合并阻塞性肺气肿时可逐渐出现轻重程度不同的气短，活动后加重。慢性支气管炎合并哮喘或者喘息型慢性支气管炎的患者，特别在急性发作时，常出现喘息的症状，并伴有喉中声响。

四、支气管炎的预防与保健

对于教师朋友来说，增强体质，锻炼身体，有效地预防感冒（上呼吸道感染），及时治疗已发感冒，是预防支气管炎症等呼吸道疾病最重要的方法。

1. 日常护理

❶控制职业性或环境污染,避免粉尘、烟雾及有害气体吸入。教师上课时板书尽量做到简明扼要,避免频繁地写写擦擦,尽量使用无尘粉笔。在用完粉笔以后,应及时洗手;在擦黑板时应尽量远离,也可暂时屏住呼吸,减少粉尘吸入;或用湿布擦黑板,以减少粉尘。教室应经常开窗,保持通风良好,避免粉尘集聚。

❷戒烟是预防慢性支气管炎的重要措施。另外,在日常生活中要加强自我调理,饮食宜清淡,多食富含蛋白质和维生素的食物,如奶制品、蛋类、鱼、瘦肉及新鲜蔬菜水果,少食刺激性、油炸的食品。

❸加强锻炼,增强体质,提高免疫力和耐寒能力,以防感冒和呼吸道感染。接种流感疫苗、肺炎链球菌疫苗等,对预防易感者发病可能具有一定的意义。

2. 不同体质教师的防治方法

因为每位教师朋友的体质不同,在感受病邪后出现的症状也不同,有的教师得病以后容易咳嗽,有的教师容易出现气喘。下面针对教师朋友体质不同,在得病时表现情况不同,推荐几种简单的预防方法,有针对性地预防支气管炎的发生。

❶容易感冒的教师朋友:可饮黄芪姜枣茶。取黄芪30克、生姜6克、大枣10克、苏叶12克,煎汤当茶饮。它具有益气、散寒、祛风的作用,春天常饮,有良好的预防感冒作用,尤其适用于体虚发热的教师朋友们预防感冒、支气管炎。

❷容易咳嗽的教师朋友：可饮桑叶沙参茶。取南沙参 15 克、桑叶 12 克、菊花 10 克、薄荷 6 克、杏仁 10 克、桔梗 5 克、生甘草 5 克，煎汤或泡茶饮用。它具有祛风、利咽、宣肺、止咳之功，适用于有慢性咽炎的教师朋友们防治咳嗽。

❸容易气喘的教师朋友：可食党参山药胡桃肉粥。取党参 30 克、山药 30 克、胡桃肉 30 克、生姜 10 克，与粳米一起煮粥食用。它具有良好的益气补肾平喘作用，适用于老年教师，可预防哮喘、肺气肿。

3. 食疗方

急性支气管炎失治、误治、反复发作，易发展成为慢性支气管炎，所以应早防早治。注意休息，多吃软质易消化物。忌食辛辣、油腻、生冷不消化食品，不要生活或工作在又湿又冷的环境里。戒烟酒，患病后更应力戒。避免寒凉、感冒和流感。流感期间避免去人流稠密的地方。

为了预防急性支气管炎向慢性发展，下面为教师朋友介绍几种食疗方法，教师朋友们可以一试。

❶萝卜芥菜籽汤。取萝卜籽 15 克，芥菜籽、橘皮、甘草各 10 克，水煎服用。本方下气宽胸，燥湿化痰，适用于平时容易腹胀、咳嗽有痰的教师朋友。

❷茄根红糖汤。茄子根、红糖各适量。将茄子根洗净切碎，煎成汁，调入适量红糖。每次服 50 毫升，日服 2 或 3 次。10 天为 1 个疗程，连服 3 个疗程。本方止咳化痰效果很好，适用于支气管炎。

❸海蜇萝卜汤。取海蜇 80 克，白萝卜 60 克。海蜇漂洗净，

白萝卜洗净切成丝,加水3碗,煎至一半,每日分2次服完。可连续服用2周即愈。本方润肺、止咳、平喘,适用于久咳、慢性支气管炎。

❹蜂蜜鸡蛋汤。蜂蜜40克,鸡蛋1个。先将蜂蜜用锅微炒,然后加水少许,待沸后打入鸡蛋。每日早晚空腹各服1次,吃蛋饮汤。本方补虚润肺,适用于慢性支气管炎。

五、支气管炎的治疗

支气管炎的西医治疗,急性发作期以控制感染、祛痰平喘为主,主要应用抗生素和支气管扩张药、祛痰剂;缓解期以增强体质、提高抗病能力和预防复发为主。

中医药治疗,除了中药以外,尚有穴位贴敷、针灸、按摩推拿、刮痧、泡脚等治疗方法,需要在医生指导下进行治疗。

本章主要参考文献

[1] 陈修源. 巧用中成药治过敏性鼻炎. 家庭中医药, 2007 (6).

[2] 罗诚. 小食大补治百病. 哈尔滨：黑龙江科学技术出版社, 2007.

[3] 彭晓欣. 过敏性鼻炎的防治. 中国疗养医学, 2009 (3).

[4] 王平, 古恩鹏. 常见病家庭疗法：五官科男科. 天津：天津科学技术出版社, 2000.

[5] 赵晶晶, 陈小宁. 陈小宁教授治疗过敏性鼻炎经验. 辽宁中医药大学学报, 2009 (4).

[6] 高媛. 咽喉炎症食疗药粥与果品. 东方食疗与保健, 2007 (2).

[7] 郭振东. 食疗咽喉炎有显效. 东方食疗与保健, 2008 (7).

[8] 韩素芹. 治疗慢性咽喉炎七方. 东方食疗与保健, 2004 (12).

[9] 小龙. 饮食疗法巧治咽炎. 科学养生, 2005 (4).

[10] 于永丽. 治疗慢性咽喉炎不可滥用抗生素. 家庭科技, 2005 (9).

[11] 张石革, 修赤英. 咽喉炎与药物治疗. 中国药房,

2005（3）.

[12] 石学敏. 石学敏实用针灸学. 北京：中国中医药出版社, 2009.

[13] 田德禄, 蔡淦. 中医内科学. 上海：上海科学技术出版社, 2006.

[14] 张永涛. 中西医结合内科学. 北京：学苑出版社, 2005.

[15] 39健康网：http://www.39.net/

第三章　教师防治心脏血管系统疾病的智慧

随着人们生活水平的提高，不良生活方式和习惯的增加，全球范围内心血管患者年轻化趋势日益明显，成为人类健康的重大威胁。世界卫生组织的公报指出，全世界平均每年有1700万人死于心血管疾病，占总死亡人数的近三分之一。预计到2020年，每年死于心血管疾病的人数将上升到2000万。心血管疾病和中风将成为人类死亡和致残的首要原因。

生活在现代社会中，教师跟大多数人一样面临着同样的困扰。学校组织查体，许多教师查出血脂异常等疾病。更有很多教师平时劳神过度，容易心悸。多项调查显示，我国教师心血管疾病呈年轻化趋势，心血管疾病成为威胁教师生命和健康的"头号杀手"。因此在日常生活中对心血管系统疾病进行预防和保健，对教师朋友来说有着极其重要的意义。

第一节　教师防治血脂异常的智慧

血脂异常是中老年教师常见的疾病之一，也是备受关注和严重影响中老年教师生活质量的疾病。它与多种疾病如肥胖症、2型糖尿病、高血压、冠心病、脑卒中等密切相关。长期血脂异常可导致动脉粥样硬化，增加心脑血管病的发病率和死亡率。随着生活水平的提高和生活方式的改变,我国血脂异常的患病率已明显升高,且有年轻化趋势。据报道,我国成人血脂异常患病率为18.6%,估计患病人数1.6亿。对教师朋友而言,防治血脂异常对延长寿命、提高生活质量具有重要意义。

一、什么是血脂异常

血脂主要指血浆内的胆固醇和甘油三酯。血脂异常指血浆中脂质成分量和质的异常,实际上表现为脂蛋白异常血症。血脂虽仅占全身脂类的极小部分,但因其与动脉粥样硬化的发生、发展有密切关系,故备受公众关注。

血脂异常在我国已不少见,往往表现为高血脂症,其发生率有逐年上升的趋势,这与我国人民的生活水平明显提高、饮食习惯发生改变等有密切关系。由于患者往往同时还有高密度脂蛋白胆固醇(HDL-C)的降低,因此称为"血脂异常"更为合适。本病在40岁以上的广大教师中极为常见,因此应对本病给予足够的重视。

二、帮助教师找病因

血脂异常的成因可分两类。一类是由遗传因素决定。有高脂血症、冠心病和其他动脉硬化疾病家族遗传史的教师朋友(男性55岁以前,女性65岁以前)发病率较高,其原因是影响血脂合成与代谢的基因出了问题。另一类则取决于后天的环境因素,是血脂异常的主要原因,主要由以下三方面因素造成:

1. 生活方式

包括膳食营养、体力活动、精神压力、情绪变化、烟酒嗜好等。饮食因素是最关键的因素，主要是指过量进食高胆固醇、高饱和脂肪酸和高糖食物。例如：含胆固醇丰富的食物有：动物内脏、蛋黄、海鲜类食品、肥肉、牛羊肉、鱼子等。长期进食这类食品，可使血清胆固醇含量增高。血浆胆固醇浓度随饱和脂肪酸摄入的增加而升高，富含饱和脂肪酸的食物胆固醇含量也较高，如：家畜肥肉、动物油脂、奶油糕点等。糖是最容易燃烧的能源，在体内可迅速转变成能量，未被利用的部分则变成甘油三酯储存。糖类摄入过多，可影响胰岛素分泌，加速肝脏极低密度脂蛋白的合成，易形成高甘油三酯血症，引起肥胖和糖尿病。肥胖的人不仅体内脂肪组织增加，而且血液中脂质也明显增加，尤其是甘油三酯、游离脂肪酸和胆固醇都高出正常水平。

吸烟酗酒也是重要因素。流行病学研究发现，吸烟可升高血清总胆固醇水平，与血清高密度脂蛋白胆固醇呈负相关，无论男女吸烟者其高密度脂蛋白胆固醇均比不吸烟者低，且随日吸烟量的增加而递减。香烟中含有大量尼古丁，可导致甘油三酯水平升高。过量饮酒则会明显升高血浆中甘油三酯的浓度。

此外，长期静坐、缺乏运动，体内蓄积的能量不能及时被消耗，造成体内脂肪堆积，还可导致人体组织对胰岛素敏感性降低，进而降低脂肪酶的活性，而使高密度脂蛋白胆固醇含量降低。

2. 药物作用

可引起血脂升高的药物主要有：口服避孕药，降血压药中的利尿剂（速尿、双氢克尿噻等）、β受体阻滞剂，糖皮质激素等。当基础疾病被治愈或得到控制后，若能停用相关药物，血脂异常就可以被纠正。

3. 内分泌代谢障碍及某些疾病

可引起血脂异常的系统性疾病主要有：糖尿病、甲状腺功能减退症、肾病综合征、肾功能衰竭、高尿酸血症、肝脏疾病、系统性红斑狼疮、糖原累积症、骨髓瘤、脂肪萎缩症、急性卟啉病、多囊卵巢综合征等。

然而在多数情况下，血脂异常者的高胆固醇含量与高脂肪的饮食和久坐少动的生活方式有关。血液里的高胆固醇可增加人们患心血管疾病的危险，会引起中风或心脏病发作。现实生活中，教师们也面临此问题的困扰，尤其是肥胖教师更易得此病。研究表明，血浆胆固醇和甘油三酯的升高与肥胖程度成正比，而血脂水平的下降对于防治动脉粥样硬化及冠心病都具有重要意义。此外，血脂水平随年龄增长而呈进行性增加，一般男性45岁，女性50岁以后，尤易在检查时出现血脂异常，并逐渐出现相应的临床症状。所以说肥胖教师控制饮食、减轻体重是十分必要的。

三、血脂异常的自我诊断

血脂异常可分为原发性和继发性两类。原发性与先天和遗传有关，或由于环境因素（饮食、营养、药物）和未知的机制而致。继发性多继发于代谢紊乱疾病（糖尿病、高血压、黏液性水肿、甲状腺功能低下、肥胖、肝肾疾病、肾上腺皮质功能亢进），或与其他因素（年龄、性别、季节、饮酒、吸烟、饮食、体力活动、精神紧张、情绪活动）有关。

血脂异常可简单分为以下四种类型：

1. 高胆固醇血症

正常人的血总胆固醇应低于 5.2 毫摩尔/升（mmol/L），如超过 5.7mmol/L 可诊断为高胆固醇血症，介于二者之间者为边缘性或临界性升高，也属不正常情况。大多数患者的发病是遗传基因缺陷或者这种缺陷与环境因素相互作用所致，少数是其他疾病，如甲状腺功能低下、慢性肾病、糖尿病所致；长期服用某些药物如利尿剂中的双氢克尿噻、激素类中的强的松或地塞米松等也可导致血胆固醇增高。不论本病为原发或继发，常有血中低密度脂蛋白胆固醇（LDL – C）升高。血胆固醇与低密度脂蛋白胆固醇的升高是促发冠心病的重要危险因素，所以，高胆固醇血症的防治是预防冠心病与动脉粥样硬化的关键措施之一。

2. 高甘油三酯血症

凡血甘油三酯超过 1.7mmol/L 即为本症。其病因也与饮食有关，长期进食含糖类过多的食品、饮酒、吸烟、体力活动过少都可引发本病。甘油三酯明显升高常见于家族遗传性疾病，与遗传基因异常有关，患者较易发生急性胰腺炎。糖尿病、胆道阻塞等疾患也可促使"继发性高甘油三酯血症"的发生。甘油三酯增高也很可能是冠心病和动脉粥样硬化的危险因素，患者还同时有极低密度脂蛋白（VLDL）的升高，如果其高密度脂蛋白胆固醇（HDL – C）明显降低，则更易促发冠心病。

3. 混合性血脂异常

血中总胆固醇与甘油三酯同时升高者即可诊断为本病。其病因也与遗传、饮食或其他疾病有关。由于两种血脂成分均异常，以及HDL-C常常明显降低，引发冠心病的可能性更大。

4. 低高密度脂蛋白胆固醇血症

早期冠心病患者中有35%存在高密度脂蛋白胆固醇（HDL-C）降低。临床研究证实：低密度脂蛋白胆固醇（LDL-C）每降低1%，冠心病事件发生率便降低1%；总胆固醇（TC）每降低1%，冠心病事件发生率便降低2%；而HDL-C每升高1%，冠心病事件发生率便降低3%。由此可见，低高密度脂蛋白胆固醇血症将增加教师朋友发生心血管事件的危险。

‖特别提醒‖

血脂异常不同于高血脂：医院血脂检查通常共4项，即总胆固醇（英语缩写TC）、低密度脂蛋白胆固醇（LDL-C）、高密度脂蛋白胆固醇（HDL-C）和甘油三酯（TG）。高血脂一般指的是除HDL-C以外的三项升高，尤其是氧化修饰的低密度脂蛋白Ox-LDL，属于心血管疾病的危险因素。但HDL-C升高则有利于心血管病的防治，而HDL-C的下降才是心血管病的危险因素。"血脂异常"包括TC、LDL-C、TG的升高及HDL-C的降低。因此，"血脂异常"比"高血脂"这一术语更能概括人们对血脂变化的关切。

血脂（蛋白）的测定：可明显受实验室和受检者取血时状况的影响。抽血应在保持平常饮食半个月、禁食12小时后进行，前一天不饮酒和作剧烈活动。正常情况下，血脂（蛋白）水平可有增减10%的波动，实验室允许有3%~5%的变异。

四、血脂异常的预防与保健

1. 日常护理

健康的生活方式既是预防血脂异常的最好措施，又是治疗血脂异常的重要方法和必要条件。即便是药物治疗，也只有将健康生活方式与调脂药物结合起来，药物才能发挥最大功效。因此，健康的生活方式就是治疗！

（1）改变饮食习惯

提倡清淡，基本吃素，但不宜长期吃素。

❶宜限制高脂肪、高胆固醇类饮食，如动物脑髓、蛋黄、鸡肝、黄油等。

❷改变做菜方式：做菜少放油，尽量以蒸、煮、凉拌为主。少吃煎炸食品。

❸脂肪摄入量每天限制在30~50克。

❹限制糖类食品，不吃甜食和零食。

❺多吃蔬菜和水果。

❻宜低盐饮食，食油宜用豆油、花生油、菜油、麻油等。

❼饥饱适度：每餐进食量以下一餐就餐前半小时有饥饿感为度，不宜采用饥饿疗法，过度的饥饿反而使体内脂肪加速分解，使血中脂肪酸增加。

（2）减轻体重

体重超过正常标准的人，应在医生指导下逐步减轻体重，以每月减重 1~2 公斤为宜。降体重时的饮食原则是低脂肪、低糖、足够的蛋白质。

(3) 加强体力活动和体育锻炼

体力活动不仅能增加热能的消耗,而且可以增强机体代谢,提高体内某些酶,尤其是脂蛋白酯酶的活性,有利于甘油三酯的运输和分解,从而降低血中的脂质。

❶选择合适的运动项目:根据自身情况,选择长距离步行或远足、慢跑、骑自行车、体操、太极拳、瑜伽、气功、游泳、爬山、乒乓球、羽毛球、网球、健身操及健身器材健身等。

❷掌握运动强度:运动时心率为本人最高心率的 60%~70%。一般 40 岁心率控制在 140 次/分,50 岁 130 次/分,60 岁以上 120 次/分以内为宜。

❸适当的运动频率:中老年教师,特别是老年教师由于机体代谢水平降低,疲劳后恢复的时间延长,因此运动频率可视情况增减,一般每周 3~4 次为宜。

❹合适的运动时间:每次运动时间控制在 30~40 分钟,下午运动最好,并应坚持长年运动锻炼。

(4) 戒烟,少饮酒

适量饮酒可使血清中高密度脂蛋白明显升高,低密度脂蛋白水平降低。因此,适量饮酒可使冠心病的发病率下降。酗酒或长期饮酒,对胃肠道、肝脏、神经系统、内分泌系统均有损害,应戒烟忌酒。

(5) 避免过度紧张

情绪紧张、过度兴奋,可以引起血中胆固醇及甘油三酯含量升高,应注意控制和调节情绪。

（6）适量饮茶

茶叶中含有的儿茶酸有增强血管柔韧性、弹性和渗透性的作用，可预防血管硬化。茶叶中的茶碱和咖啡碱能兴奋神经，促进血液循环，减轻疲劳，并具有利尿作用。适量饮茶能消除油腻而减肥。但过多喝浓茶，会刺激心脏，使心跳加快，对身体有害。

（7）限制咖啡

咖啡因会使体内的胆固醇升高。因此，应注意尽量少喝咖啡，并禁服含有咖啡因的药物。

2. 食疗保健

血脂异常是可以通过饮食调理的，科学合理的饮食是治疗的基础。可供选择的食物有很多种，分类如下：

（1）菌类

❶灵芝。单用或与降血脂药合用可降低血清胆固醇、甘油三酯和低密度脂蛋白，升高高密度脂蛋白。灵芝还能降低全血黏度和血浆黏度，改善血液流变学障碍。灵芝的保肝作用可防止或减轻化学合成调节血脂药引起的肝损伤。灵芝的调节血脂作用是其对心脑血管保护作用的基础。

❷香菇。香菇中所含的香菇太生（lentysin）成分可预防血管硬化，降低人的血压。从香菇中还分离出降低血清胆固醇的成分。香菇与木瓜同食更佳，因木瓜中含有木瓜蛋白酶和脂肪酶，二者同食具有降压减脂的作用。

❸木耳。黑木耳具有益气强身、滋肾养胃、活血等功能，它能抗血凝、抗血栓、降血脂、降低血黏度、软化血管，使血液流动顺畅，减少心血管病的发生。黑木耳有较强的吸附作用，经常

食用利于使体内产生的垃圾及时排出体外。黑木耳适合大众人群长期食用，但有出血性疾病或腹泻的教师朋友应不食或少食，孕妇要适量。

（2）鱼类

鱼类所含的饱和脂肪酸极低，尤其是来自深海的冷水鱼类，含有大量的ω-3脂肪酸。据美国科学家的研究证明，服用ω-3脂肪酸（EPA和DHA）补充剂的人，胆固醇和甘油三酯的含量、血液黏稠度均有所降低。ω-3脂肪酸还有降低血压的作用。

（3）蔬菜类

❶大蒜。大蒜被称为"药用植物中的黄金"，具有明显的降血脂和预防动脉粥样硬化的作用，能有效防止血栓形成。经常食用大蒜，能够对心血管产生显著的保护作用。美国研究人员发现，每天吃半颗蒜头（整颗更好），可帮助某些人降低10%的胆固醇，而且还能降低血压。

❷洋葱。洋葱是极少数含有前列腺素A的蔬菜。前列腺素A是一种较强的血管扩张剂，能够软化血管，降低血液黏稠度，增加冠状动脉血流量，促进引起血压升高的钠盐等物质的排泄，因此既能调节血脂，还有降压和预防血栓形成的作用。更难能可贵的是，洋葱中含有一种洋葱精油，不仅可降低胆固醇、改善动脉粥样硬化，还能升高"好胆固醇"——高密度脂蛋白的含量。洋葱也可以降低胆固醇和血压，并有降低血液黏度的功效，作用和药物阿司匹林颇类似。

❸茄子。茄子皮内含有丰富的维生素P，有显著的降低胆固醇的功能。维生素P还可以增加毛细血管的弹性，改善微循环，具有明显的活血、通脉功能。此外，茄子中还含有大量的皂草

苷，也能降低血液中的胆固醇。因此，茄子对于高血压、动脉硬化的患者来说是理想的食物。此外，茄子在肠道内的分解产物可与体内过多的胆固醇结合，使之排出体外。

❹海带。海带可使动脉脂质沉着减少。海带中的碘和镁对防止动脉脂质沉着有一定作用。

❺植物油。含有人体必需的不饱和脂肪酸，能降低血胆固醇，尤以芝麻油、玉米油、花生油等为佳。

❻大豆。每天吃100克豆类，可降低血胆固醇，特别是与动脉粥样硬化形成有关的低密度脂蛋白胆固醇降低明显。

❼辣椒。辣椒含维生素C的比例在所有食物中最高。维生素C可以改善机体微循环，减低毛细血管脆性，还能够降低胆固醇的含量。

❽菜花。菜花有白、绿两种，绿色的也叫西兰花，两者的营养价值基本相同。菜花热量低，食物纤维含量很高，还含有丰富的维生素和矿物质，因此它又被称为"天赐的良药"。菜花含类黄酮较多，而类黄酮是一种良好的血管清理剂，能有效地清除血管上沉积的胆固醇，还能防止血小板的聚集，减少冠状动脉硬化性心脏病的发生。

❾苦瓜。苦瓜性凉味苦，含有较多的苦瓜皂苷，可刺激胰岛素释放，有非常明显的降血糖作用。苦瓜中维生素B_1、维生素C和多种矿物质的含量都比较丰富，能调节血脂、提高机体免疫力，有"植物胰岛素"的美称。

❿芹菜。芹菜含有丰富的维生素、矿物质及较多的粗纤维，能增强胃肠蠕动，有很好的通便作用，能帮助排出肠道中多余的脂肪。国外已有研究证实，经常食用芹菜的人，体内胆固醇的含

量显著下降，血压明显降低。

(4) 水果类

选择有利于降血脂的水果，对防治血脂代谢紊乱是很重要的。

❶山楂。山楂含有三萜类、生物类黄酮和丰富的维生素 C 成分，具有扩张血管壁、降低胆固醇和甘油三酯以及降低血压等作用。另外，山楂还含有山楂酸、柠檬酸，均有显著的降血脂功效。可是，有的老年人食用山楂会引起反酸等胃部不适，须酌情慎用。山楂是含钙量最高的水果，对中老年人补钙有益。

❷苹果。苹果是人们容易忽视的"降脂果"，它的降脂作用源于其中丰富的果胶。果胶是一种水溶性膳食纤维，能与胆汁酸结合，像海绵一样吸收血液中多余的胆固醇和甘油三酯，并帮助其排出体外。果胶还能与其他降胆固醇的物质，如维生素 C、果糖等结合在一起，从而增强降血脂功效。苹果的分解产物乙酸也有利于胆固醇和甘油三酯的分解代谢。

❸香蕉。香蕉味甘性寒，具有较高的药用价值。它的主要功用是清肠胃、治便秘，并有清热润肺、止烦渴、填精髓、解酒毒等功效。香蕉的果柄具有降低胆固醇的作用。

❹荔枝。荔枝肉含丰富的维生素 C 和蛋白质，有助于增强机体的免疫功能，提高抗病能力。荔枝含有丰富的维生素，可促进微细血管的血液循环，降低胆固醇和甘油三酯以及降低血压等。

❺猕猴桃。猕猴桃富含精氨酸，能有效地改善血液流动，防止血栓的形成，对降低冠心病、高血压、心肌梗塞、动脉硬化等心血管疾病的发病率有特别功效。猕猴桃含有维生素 C、E、K 等，属营养和膳食纤维丰富的低脂肪食品。

▎特别提醒 ▎

　　饮食因素与血脂异常的发生有必然的联系，膳食结构的调整是预防和治疗血脂异常的基础。

　　推荐给血脂异常患者的食谱：早餐：牛奶250毫升，玉米发糕100克，凉拌莴笋丝100克。午餐：米饭150克，焖豆腐（鸡肉粒30克、虾皮5克、香菇25克、豆腐100克），炒土豆丝100克。晚餐：米饭150克，蒜蓉菜心150克，清蒸鱼块100克，西红柿蛋汤一碗（约250毫升）。另：水果一个（约200克），全日烹调油用量不超过15克，食盐用量不超过7克。

　　上述食谱能提供约1800千卡的热量，适合于理想体重在60～65公斤、从事脑力劳动及轻体力劳动（如教师）的血脂异常患者。

　　食疗方：鲜蘑菇250克，配青菜心500克；冬笋300克，配荠菜150克；芹菜250克，配香菇50克。以上三种搭配均可加调料适量，翻炒至熟食用，血脂高者可经常选用。

3. 并发症及预防

　　专家指出，由于检测方法不一，各医院的诊断标准略有差异。血脂异常一般无明显临床症状，有的可有头晕、乏力、心慌、胸闷、肢体麻木等，有的在眼睑、肌腱处出现黄色瘤。长期血脂过高，可进一步形成动脉粥样硬化、脂肪肝等一系列病变。

　　脂肪肝是由于肝极低密度脂蛋白代谢障碍发生的继发性高甘油三酯血症。脂肪肝病人各型血脂异常均可见，关系最密切的为高甘油三酯血症，常伴随于肥胖和糖尿病。高脂、甜食及酒精可同时诱发血脂异常和脂肪肝。此外，女性、肥胖、糖尿病和血脂异常等因素并存者更易发生脂肪肝和肝硬化，因此格外引发各界关注。

如果不治疗高胆固醇，也可能会引发其他一些并发症，包括：心脏病。该病一直是我国引起死亡的主要因素，并且高胆固醇含量会使心脏病的危险加倍。研究表明：降低1%胆固醇能降低2%冠状动脉疾病的发生几率；低HDL胆固醇含量会增加中风的几率；88%低HDL胆固醇的人和84%高甘油三酯的人都有胰岛素抵抗（即他们的身体对胰岛素无法响应，导致血糖含量升高），有胰岛素抵抗的很多人会患上糖尿病。

教师朋友还要注意的是太快地降低胆固醇含量会引起抑郁，因为降低了ω-3脂肪酸的含量。只有维持适当的体重，吃低脂的饮食，并进行体育锻炼，改变生活方式，长期坚持，才能明显降低胆固醇含量并改善长期的预后。

五、血脂异常的治疗

血脂异常的治疗主要采用饮食疗法，以进食低脂低糖食物为主，无效时可适当加用一些降脂药物。治疗的主要目的在于通过降低血胆固醇含量，减少患心血管疾病如心脏病和中风的危险。药物治疗可考虑使用血脂调节药。目前常用的调脂药有他汀类药物、贝特类药物、胆酸螯合剂、烟酸和其他类等。

血脂异常主要属于中医的"痰湿"、"血瘀"的范畴，可从肝、肾、脾三脏论治，依据不同的辨证分型，治以养肝、柔肝、补肾、滋阴之法，常可达到降低血脂的目的。

‖ 特别提醒 ‖

尽管没有研究证实按摩对降低胆固醇含量的效果，但按摩能降低皮质醇（与压力有关的激素）含量并且能使人放松。因此，按摩可能对压力引起的危险因素有间接的效果，例如不良的饮食习惯和肥胖、吸烟或缺乏运动。降低皮质醇含量也对降低胆固醇含量有积极作用。

众所周知，心脑血管疾病（如冠心病、心肌梗死、脑中风等）严重危害中、老年教师的健康和生命，其起病基础是动脉粥样硬化，它是由多种因素引起的一种慢性、进展性病变。血脂异常时，脂质沉积于血管壁，形成斑块，是重要原因。其发病机制犹如水中泥沙和污秽过多会使河道淤积和阻塞。血脂异常本身不引起症状，只有验血才能被发现，因此，它是藏匿在人体内的无形杀手！研究证明，血总胆固醇水平若能下降10%，冠心病危险可降低20%。积极矫治血脂异常，不仅能大大减少心脑血管疾病的发病率和死亡率，还能控制甚至逆转动脉粥样硬化。学界现已公认，早期发现并矫治血脂异常，是防治心脑血管疾病的关键措施之一。由于年龄增长本身就是血管硬化的危险因素，若加上血脂异常，更易引起粥样硬化病变，故老年教师尤应重视血脂异常问题，应定期体检，监测血脂情况。

第二节　教师防治心悸的智慧

对于心悸，相信教师朋友不会陌生，有的可能是周围亲戚朋友患过，有的可能自身就体验过，因为心悸是一个非常常见的症状。它可能是一过性的，也可能会反反复复出现。随着现代生活饮食习惯改变，工作压力加重，精神紧张，心悸已成为困扰教师们身心健康的常见不适症状之一。据调查，临床门诊中以心悸为主要症状的亚健康状态人群越来越多。因而，在这里向教师朋友们提供一些防治心悸的实用知识，希望能为教师们远离心悸提供参考。

一、什么是心悸

所谓心悸，也就是通常所说的心慌，是指自身能感知到心跳的一种心前区不适或心慌的感觉。心悸可以由心脏活动的频率、节律或收缩强度的改变而导致，也可以在心脏活动完全正常的情况下发生，后者系因人们对自己的心脏活动特别敏感所致。健康人一般仅在剧烈运动、精神高度紧张或高度兴奋时才会感觉到心悸，属于正常情况。而在某些病理情况下，如心率过快、过慢以及有过早搏动时，主要症状即为心悸。少数情况下，如心脏神经官能症或过度焦虑的患者，虽然没有心律失常或器质性心脏病，也可能出现心悸。

心悸属中医学"惊悸"和"怔忡"的范畴。多因气血虚弱、痰饮内停、气滞血瘀等所致。

二、帮助教师找病因

教师是一个非常辛苦的职业，需要大量的脑力劳动，每天起早贪黑，长期的过度劳累，使我们的教师心力交瘁，在疲倦和虚弱的身体状况下便容易产生心悸。

❶职业特点所致。教师工作需要长时间伏案备课，工作环境固定，体力劳动、身体锻炼都较少，心脏对运动的负荷能力降低，因而较轻的体力劳动都会引起心悸。

❷社会环境因素所致。随着社会发展,工作压力、经济压力越来越大,教师工作接触人群相对固定,相当一部分教师朋友出现精神压力过大,并且得不到及时的解脱,因而出现焦虑、紧张、压抑等,整个人身心都很疲惫,这样也会导致神经功能紊乱而出现心悸。

❸疾病所致。一些疾病(心脏病、贫血、甲亢、低血糖等)或服用某些药物也会有心悸表现。

中医学认为心悸的发生常与体质虚弱、情志所伤、劳倦、汗出受邪等有关。教师朋友若平素身体素质不强,心气怯弱,或久病心血不足,或忧思过度,劳伤心脾,使心神不能自主,就有可能出现心悸;有些教师朋友可能是因为肾阴亏虚,水火不济,虚火妄动,上扰心神而出现心悸;有些是因为脾肾阳虚,水液不能蒸化,停聚为饮,上犯于心,心阳被遏,心脉痹阻而发生心悸。

三、心悸的自我诊断

心悸是很常见的一个症状,教师队伍中有心悸症状者不在少数,只是有发作次数多少和时间长短的不同,只要出现这个症状就可以诊断为心悸了。部分心悸的发生与某些疾病密切相关,了解这些疾病对病因诊断和及时治疗至关重要。下面给教师朋友们总结一下引起心悸的一些常见疾病:

❶心血管疾病。常见于各种类型的心脏病,如心肌炎、心肌病、心包炎、心律失常及高血压等。

❷非心血管疾病。常见于贫血、低血糖、高热、甲状腺功能亢进症等疾病以及胸腔积液、气胸、肺部炎症、肺不张、腹水、肠梗阻、肠胀气等;还可见于应用肾上腺素、异丙肾上腺素、氨

茶碱、阿托品等药物后出现的心悸。

❸神经因素。自主神经功能紊乱（心脏神经官能症）最为常见，以青壮年女性教师尤多。除感到心悸之外，常有心率加快、心前区刺痛或隐痛、呼吸不畅，并常伴有头痛、头晕、失眠、易疲劳、注意力不集中等神经官能症症状，发病常与精神因素有关。神经衰弱、更年期综合征、惊恐或过度兴奋、剧烈运动后均可出现心悸。

此外，过度劳累，体力活动过少，循环系统缺乏适当锻炼，以致稍有活动或少许劳累即不能适应，因而产生过度的心血管反应亦可导致心悸，这在年轻、身体健康的教师朋友中也不少见。

四、心悸的预防与保健

随着社会的飞速发展，激烈的竞争使我们的教师朋友也感到生活压力越来越大，心源性疾病的发病有上升趋势，心悸便是其中之一。无论哪种心悸，反复多次发作，往往会引起教师们心理紧张，有的虽然没有异常心电图记录，但如果不及时对其进行预防与治疗，严重的可能影响到生活和工作，导致教师朋友们生活质量下降。因此，教师朋友们如果有心悸症状，不要过于惊慌紧张，注意密切观察症状出现的规律，同时去医院检查，明确诊断，有针对性地治疗和保健。以下教大家一些安全有效的预防保健方法，希望帮助教师们远离心悸。

1. 心理干预

心理干预作为预防心悸的重要手段，有着不可替代的作用。建议教师们培养自我释放压力的能力，学会适时放松精神，保持精神乐观，情绪稳定，避免惊恐刺激及忧思恼怒等七情过极。教师朋友们还可以培养和发展自己的兴趣爱好，适当参加户外活动，增加工作以外的社会交流，释放心理压力，保持良好的心理状态。

2. 食疗方

心悸有虚有实，我们的教师工作繁重，殚精耗血，故虚者常见，而且相当一部分教师的心悸没有器质性病变，相关化验检查也未发现异常，这样的症状更需要"三分治七分养"。在长期的生活实践中，人们对防治心悸的药食材有一定的经验积累。教师朋友们可以参考这些食材，经常服用，可以收到宁心安神、益气生血的功效，对防治心悸大有裨益。下面给教师朋友们介绍一些常用的防治心悸的食疗方法：

❶百合粥。百合、莲子、薏米各适量，同煮粥，加冰糖或白糖调味食用。有滋补、安神、益胃、润肺作用。适用于阴虚火旺引起的心悸、脾胃虚弱、大便稀溏等症。

❷百合枸杞鸡蛋汤。百合30克，枸杞子15~30克，鸡蛋黄1~2个。先将百合煮好，加入鸡蛋黄煮熟，用白糖调味服食。有滋养肝肾、宁心神、益气血作用，适用于阴虚火旺型心悸、头晕眼花、视力减退等。

❸白果蒸桂圆肉。白果5枚（去壳），桂圆肉7~10枚，水适量，同蒸熟食用。适用于血虚心悸、健忘、失眠、产后血虚、年老体弱等症。

❹猪心（羊心）大枣汤。猪心1个（切块），大枣10枚，龙眼肉15克，同煮熟，吃肉喝汤。适用于血虚心悸，思虑过度，

烦躁不安等症。

❺鸽蛋龙眼汤。鸽蛋两个，去壳，加入龙眼肉、枸杞子各15克，五味子10克（或冬虫夏草10克），隔水蒸熟，加糖调味食用。可治血虚心悸头晕、眼花、失眠、肾虚遗精或心肾不足所致的腰腿酸软等症。

❻瓜蒌茯苓饼。全瓜蒌粉、茯苓细粉、米粉、白糖（按2：2：2：1的比例）。上4味加水适量，调成糊，以微火在平锅里摊烙成薄饼即可。可经常吃或佐食，可以健脾化痰、宁心安神。适用于痰湿阻滞心悸、气短、神衰、失眠以及浮肿、大便溏软等。

❼人参炖乌鸡。人参10克，乌骨鸡肉150克，共放入炖盅，加适量水，隔水炖熟服食。适用于气虚、心阳不振心悸。

❽熟地归芪羊肉汤。熟地黄30克，黄芪25克，当归头15克，白芍15克，生姜3片，红枣5枚（去核），羊肉500克，陈皮10克。将全部用料洗净，羊肉切块、用油锅以热油稍炒去膻味，放入砂锅内，加清水适量，武火煮沸后，文火煲3小时，调味即可。饮汤吃羊肉。可以补血益气、固本养颜。用于气血亏虚心悸怔忡、面色苍白、头晕目眩、腰酸乏力、面部色斑等。

❾三七炖瘦肉。三七10克、猪瘦肉100克，共放入炖盅，加适量水，隔水炖熟服食。适用于心血瘀阻心悸。

❿山楂佛手鲫鱼汤。鲜山楂60克，佛手15克，鲫鱼1条（重约150克），陈皮5克，红糖、精盐、芝麻油各适量。鲫鱼剖杀、去杂洗净与洗净后的其余食材一起放入砂锅，加适量水煮熟，喝汤食肉。可以活血行气，适用于气血瘀阻心悸。

3. 饮食宜忌

凡有心悸的教师朋友，均应少进食含动物脂肪多的饮食，少进食咸、辣和酒、烟、浓茶、咖啡等，也应避免不分证型乱用滋补之品。由于教师体质、疾病性质等不同，选用食材时也要有所区分。一些不利于病情的药食材，教师朋友要注意少食或不食。根据中医传统理论，心悸可分为心血不足、心气虚弱、阴虚火旺、痰火上扰、气滞血瘀等五种常见类型。以下介绍各证型的饮食宜忌原则。

❶心血不足型。常表现为心悸不宁，面色少华或萎黄，夜寐不安，或多梦，胆小善惊。忌食胡椒、辣椒、花椒、肉桂、紫苏、茴香、烧酒、丁香、葱、姜、蒜之类辛热香燥之物。

❷心气虚弱、心阳不振型。常感心悸气短，动则出汗或自汗，面色㿠白，倦怠乏力，胃纳减少，或四肢不温，舌淡苔白。宜常食用温阳益气之物，忌食或少食西瓜、冬瓜、河蟹、海蜇、柿子、莴苣、茭瓜、马兰头、菜瓜、蚬肉、绿豆等寒性以及生冷瓜果等耗伤阳气之品。

❸阴虚火旺型。经常心悸而烦，咽痛口干，手足心热，夜寐不安而烦躁，或有盗汗，舌红少苔。宜食生津养阴安神食品，忌食香燥辛散之物。

❹痰火上扰型。常感心悸心慌，胸闷不安，烦躁不眠，头晕口苦，或痰多恶心，舌苔黄腻。宜食清热化痰之物，忌食桂圆、大枣、人参、黄精、麦冬、糯米、阿胶、猪油、肥肉、羊肉、狗肉、甲鱼、鳗鱼等肥甘滋腻、生火助痰的食物。

❺气滞血瘀型。自觉心悸心痛，胸闷不舒，憋气隐痛如刺或胀，舌紫。宜食化瘀通络、行气活血食品，忌食生冷酸涩之物。

4. 日常护理

建议教师朋友们应积极利用工作之余的闲暇时间适当参加体育锻炼，如散步、太极拳、体操、气功等，以不觉劳累、不加重症状为度，避免剧烈活动。这样可以增强体魄、陶冶情操。教师朋友还可以利用假期游览山川名胜、历史遗迹、人文景观等，有益于身心健康，提高疗养与治疗效果。平时生活作息也要有规律，房事要节制。注意预防感冒。

5. 保健疗法

这里向有心悸的教师朋友们介绍几种疗养保健方法：

（1）十指功

教师朋友可以每天练练十指功，对各种心脏病或自主神经功能紊乱引起的心悸、头晕、胸闷等有一定的疗效。同时，还能改善和刺激四肢末梢的血液循环，是一种很好的保健方法。

操作方法：用一只手的食指、中指紧夹另外一只手的小拇指两侧，由手指根部向指尖部拉拔，感到指尖有温热、胀、麻的感觉。再依次从无名指到拇指，各做1次，两手交替进行。人的四肢末梢经络分布较多，手足都是十二经脉密集区，手足末梢的神经分布也很丰富，这样拉拔手指对经络和神经的刺激可以调气行血、宽胸理气，还能改善血液循环。特别是小拇指上有手少阴心经，中指上有手厥阴心包经，这两个经络的按摩对心脏很有好处。最好再配合用拇指尖按劳宫穴（在手掌心，当第2、3掌骨之间偏于第3掌骨）和内关穴（在前臂掌侧，腕横纹上2寸处），这样的效果更好。

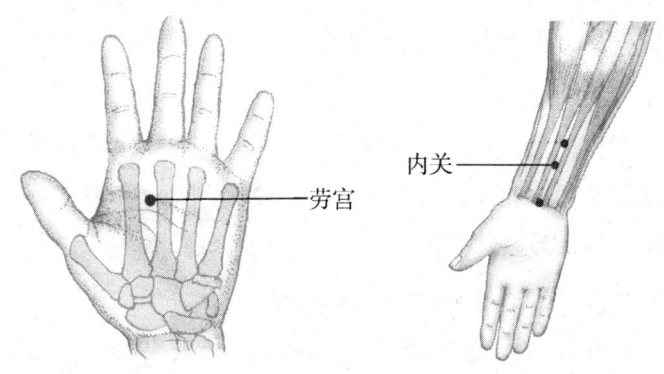

图 3-1 劳宫穴、内关穴

心脏不好的教师朋友，建议最好能坚持早晚各做 1 次，每次约 5 分钟。坚持做十指功可以扩张冠状动脉，增加冠脉血流量，增加心肌供氧量，调节心肌代谢及心脏功能，对心血管病具有一定的辅助治疗作用。

(2) "甩手拍脚"疗法

首先，身体站直，脚趾用力抓住地，两脚距离等于肩宽，两臂同方向前后摇摆，向后用点气力，向前不用力，随力自行摆回，两臂伸直不要弯曲，眼睛向前看。开始每次做 50 下，逐步做到每次 150 下，每次 15~30 分钟。

然后，两脚双盘，脚心朝天，如坐莲花坐，然后用手背拍打脚掌各 15 次。中途可适当饮用些开水，每次约 15 到 30 分钟。

通过"甩手拍脚"，可以促进末梢血管血液充盈，使血回流的压力增强，血运行的速度加快，手、脚、头逐渐发热、发胀，心区凉丝丝的，顿感舒服。这样可直接减轻心脏输出的压力，有利于心脏功能的恢复。

（3）气功（松静功）

此法简单方便，教师朋友们可以在工作之余的任何时间练习，能宁心安神、缓解疲劳。

操作方法：采用坐、站或卧式。放松、入静。由自然呼吸开始，逐渐过渡到腹式呼吸，意守丹田，两目微闭，守神调息，呼气时从头部缓缓放松到丹田，两上肢也同时放松到肘部，自然吸气，再配合呼气，从丹田放松到髋部，两上肢放松至手，自然吸气，再配合呼气，从髋部放松至两足心，呼气时默念松，随着放松，引气下行，随后意守丹田。收功时两手轻搓，活动身体。

6. 音乐防治心悸

研究表明，合适的音乐可以对人的精神、情绪甚至身体功能产生很大的影响，因而可以把音乐当作一种自然疗法来用于心悸的防治。音乐疗法非常适合教师朋友，教师们可以在课间、在家中播放一些合适的音乐，调节心境、宁心安神。但音乐处方应根据不同疾病及教师的民族、地区、文化程度、爱好情趣、欣赏水平、性格因素等来确定，且不宜长时间单用一曲，以免久听生厌，而应选择情调、节奏、旋律等方面协调的多支乐曲。

一般来讲，对有快速型心悸的教师朋友，应选用曲调悠扬、节奏舒缓平稳、旋律清逸高雅、风格娟秀的古典乐曲及群众喜闻乐见的轻音乐为好，比如：舒伯特的《摇篮曲》、《菩提树》，舒曼的《梦幻曲》，我国古典名曲《关山月》、《春江花月夜》，二胡名曲《二泉映月》以及现代歌曲《茉莉花》、《南泥湾》等；而对有缓慢型心悸的教师朋友，则应选用情调较为欢悦、节奏明快、旋律流畅、音色优美的乐曲或歌曲，这类有班得瑞《月光》、

《雪的梦幻》，韩剧大长今中的《莲实》，梁邦彦的《风之誓言》等。

五、心悸的治疗

引起心悸的原因有很多，如：各种心脏病、贫血、甲亢、低血糖及部分神经官能症等。对于有明确病因的心悸，建议教师朋友去正规医院做相关检查，明确诊断，对因治疗。不明病因的心悸，可中医辨证治疗，同时自我调养。

中医学对心悸早有认识，并依据中医理论对其常见证型有了总结。通过中医辨证论治，结合现代医学对心悸的认识，不仅可以中西医结合更好地治疗病因明确的心悸，也可以对目前现代医学未明确病因的心悸做出辨证治疗。临床上常用的中成药有：参松养心胶囊、人参归脾丸、柏子养心丸等。

心悸可以由确切疾病引起，这种应查出病因，积极治疗。也有相当部分心悸没有确切病因，仅仅是一种症状。不论哪种心悸，长期下去都有可能带来更严重的疾病。教师们应对心悸提高警惕，注意劳逸结合，善于调节心情，积极防治心悸，保养身体，让工作、生活更美好。

第三节　教师防治下肢静脉曲张的智慧

三尺讲台成就了无数人的梦想，而教师正是帮助学生们实现梦想的灵魂工程师。教师们常年站立在讲台前，一遍遍不知疲倦地"传道、授业、解惑"。教师们授课时的站立无疑是对学生和事业的尊重，而这也让教师群体成为站立工作时间最久的人群。临床下肢静脉曲张发病人群调查显示，长久站立工作的人尤其是教师容易罹患下肢静脉曲张。

一、什么是下肢静脉曲张

下肢静脉曲张在疾病分类上属于周围血管疾病的一种，但是由于医学界对于此类疾病的认识尚处于发展阶段，并且国内缺乏足够多的专业科室和专业医生普及相关疾病知识，使得我国长期以来大量下肢静脉曲张患者的病情得不到指导和治疗，因此，人们对于此类疾病往往抱有"治不治都行"的错误观点。尤其是教师群体，由于站立是每天工作必须采取的姿势，再加上对于本病的认识不够充分，从而使下肢静脉曲张成为了教师的职业病。

首先向教师朋友们简单介绍一下下肢的血管解剖，以便于对该病的了解和认识。下肢静脉曲张主要累及的静脉是大隐静脉和小隐静脉。这两条静脉主要位于小腿的后侧，大隐静脉还有部分延续到大腿的内侧。大隐静脉在大腿根部汇入更大的静脉，这些大的静脉再与深静脉系统相汇合，最终回流到心脏。

另外，小腿的肌肉静脉和交通静脉使浅静脉的血液直接汇入深静脉，它们在静脉曲张的发病中起了重要的作用。

下肢静脉系统中最重要的结构是静脉瓣膜。静脉瓣膜的作用是防止本应该向心脏流动的静脉血液倒流回四肢远端。它是在老师们身体直立站在讲台上时防止血流倒流的重要关卡。人体处于站立体位时，静脉血由于本身重力的作用，对瓣膜产生一定的压力，正常情况下对其不会造成损害，但由于站立时间过长，静脉内压力持续升高时，静脉瓣膜会承受过重的压力，逐渐松弛、脱垂、关闭不全。这时就出现了血液回流障碍,静脉远端血液不能顺利回流而淤血,日久静脉壁失去应有的强度而扩张,即我们看到的下肢静脉曲张。

二、帮助教师找病因

下肢静脉曲张的病因现在已经非常明确,多发生于从事持久站立工作、体力活动强度高或久坐少动的人。而教师正是这类人群的典型代表。那么,究竟下肢静脉曲张是怎样发生的?哪些因素会加重或减慢疾病进程?如果不予治疗会有怎样的后果?接下来我们会一一为您阐述和解答。

1. 病因及发病过程

向心回流的静脉血液在静脉血管中产生一定的压力,全部作用在静脉瓣膜上。这种压力在人平卧时较小,坐位时升至 5 倍,站立时则高达 7 倍。这样巨大的压力,使得原本经久耐用的瓣膜长期遭受血流冲击而受到破坏,逐渐变薄、伸长、甚至撕裂,最终失去原有功能,导致血液回流障碍,静脉远端淤血,日久静脉壁失去应有强度而扩张,即下肢静脉曲张。

2. 其他因素

任何增加血柱压力的因素都可以导致下肢静脉曲张。先天的因素多与遗传有关。妊娠、慢性咳嗽、习惯性便秘等可能会增加下肢静脉曲张发病的几率。

3. 加重或减慢疾病的因素

通过以上的叙述我们可以看出，减小下肢静脉系统的血柱压力是缓解本病的关键。反之，持续的血柱压力过大则是致使疾病进展的主要原因。因此，有的教师在授课一整天后，或者在行走长时间后，会发现有明显的下肢不适感。但是，这种不适感在卧床休息后或者头低脚高位的时候会缓解。这是因为休息后或者头低脚高位帮助了下肢静脉血液回流，从而减轻了静脉瓣膜的压力，所以症状也就随之而减轻了。

‖特别提醒‖

有的教师认为，既然已经知道了发病的关键，而站立工作又不可避免，那么，平时注意一下就不会导致下肢静脉曲张进一步发展了，不一定需要治疗。其实不然。因为静脉瓣膜的功能受到不同程度的损坏，下肢静脉系统的淤血已经不同程度地存在，要想让瓣膜恢复原样是不可能的。因此，在不治疗的情况下，下肢静脉曲张只会进展缓慢或进展加快，而不会不再进展。而进一步发展的严重后果，是代谢产物在局部堆积产生的足踝内侧皮肤的破溃、感染和难以愈合，称之为静脉性溃疡。因此，对于教师这样的下肢静脉曲张高发群体，提高对于本病的认识和治疗意识，不论对于身体健康，还是工作需要，都是十分必要的。

三、下肢静脉曲张的自我诊断

下肢静脉曲张主要靠症状诊断，怀疑自己患下肢静脉曲张的教师可以参照以下几条确定自己是否患有该病。

1. 病史确定

工作多年的教师往往站立的时间就会越长，因此出现下肢静脉曲张的概率越大。但是，也可能有一些工作时间并不长的年轻教师也出现静脉曲张症状，多与遗传体质或者上述的其他因素有关。这并不奇怪。

2. 临床表现

主要是大隐静脉和小隐静脉走行部位，即小腿的后侧和大腿的内侧浅表部位，出现下肢浅静脉的迂曲、伸长、扩张，形状类似蚯蚓。是为本病的典型表现。

但是，有的教师没有出现这样的体征，而出现下肢明显的不适感（酸胀、麻木、沉重），这些症状也是下肢静脉曲张的表现。还有的教师可能出现这个部位的毛细血管扩张，而没有明显的曲张迹象。其实这是下肢静脉曲张的早期表现，如果不加注意，终会演变为典型的下肢静脉曲张。还有少部分教师可能出现外阴部的静脉扩张，而下肢的静脉曲张不很明显，也属于临床下肢静脉曲张的一种。这是因为，大隐静脉在大腿根部汇入深静脉之前有五个分支，其中一个分支就分布在外阴部位。

‖特别提醒‖

如果教师朋友们想明确已有的下肢静脉曲张是原发的还是继发的，需要借助一些医疗手段进行检查。只有专业的医院和专业的科室及医生才具备为您诊断的水平。千万不要盲目相信一些所谓包治的小广告，从而延误本病的治疗，造成不必要的痛苦和花费。

四、下肢静脉曲张的预防与保健

1. 日常护理

如果教师和本病的高发人群对于本病的发生有了足够的了解,在日常工作中避免一些错误的做法和姿势,并采取适当的保健措施,可以大大减少下肢静脉曲张的发生,已发生者也可以延缓病情进展。

(1) 错误的做法

❶错误做法之一:有的教师可能发现,在授课一整天后,下肢出现了明显的酸困、胀感,把下肢抬高可以缓解,但是不如泡个热水脚来得舒服。可是,往往泡完了,却发现下肢原有的曲张静脉团变大了。他们并不知道发生了什么,只是日复一日地坚持这么做。其实,这是完全错误的做法。因为,下肢静脉曲张本身就是因静脉的过度扩张而出现的一系列不适,用热水泡脚加剧了静脉的扩张,淤血停留,只会加重病情。因此,我们提倡泡脚水的温度最好接近皮温,以避免刺激已经扩张的下肢静脉血管。

❷错误做法之二:有的教师认为曲张的静脉存在好多年了,没有出现什么皮肤变化或不适,应该不会影响日常生活。其实不然,这种忽视的思想很容易使人轻视已有的疾病,从而不能确保避免外伤。比如洗澡时用力的搓擦、蚊虫叮咬后用力的搔抓、磕碰等,很容易导致已经薄弱的静脉血管破裂、出血,而且这样的伤口比一般伤口更为难以愈合。

(2) 正确的日常保健措施

❶保健措施之一:避免长时间静止站立。尽量走动,以缓解

下肢静脉系统的血柱压力。我们在日常生活中很容易发现,站立很久静止不动,下肢很快出现疲劳;而行走几个小时后,下肢可能才会出现相同的疲劳。这是因为小腿的"肌肉泵"原理:小腿的肌肉收缩能够帮助挤压下肢静脉内的血液,使它们向心脏方向回流,而我们的腿也因此不易感到疲劳和不适。久坐也是一样,长久地坐着不动容易使下肢淤血,我们需要不时地起身活动一下,帮助血液回流。

❷保健措施之二:医生提倡所有的已发生或尚未发生静脉曲张但存在高危因素的教师都要必备的保健品——医用循序减压弹力袜。这是一种不同于普通丝袜的医用袜,设计原理是模拟人体下肢静脉压力,小腿部位的弹力大,约束感强,越往上弹力逐渐减小,这样设计的目的主要是帮助下肢远端的血液回流。弹力袜一般有两款,一种短款,从足到膝;另一种长款,从足到大腿根部。建议教师不妨试试这样的袜子,以避免或缓解静脉曲张的发生和进展。

2. 按摩保健

下肢静脉曲张患者除了参加体育锻炼,还可以做一些简单的按摩,以利于症状的缓解。

❶按摩下肢:患者在床上坐正、坐稳后,下肢伸直,膝下垫一软枕头,两手掌做合抱动作,分别放于外踝和内踝部位,两手一外一内合抱下肢,由下向上到大腿来回推拿3~5分钟,自己不便可由家人帮助完成。

❷揉压小腿:坐在凳上,两腿屈膝放在凳子上,用两手合握踝关节,一手按顺时针方向,另一只手按逆时针方向,做圆圈形

揉捏小腿 3~5 分钟，然后再由下向上挤压小腿 5~10 次。

❸活动下肢关节：仰卧，两腿抬起放下，上下活动 2~3 分钟，稍停后，两腿交替抬起，再如此进行 20 次。这样既可加强肌肉运动，又可促进血液循环。

❹热水浴法：长期站立、蹲、坐的人，就寝前用温热水浸浴患处 20 分钟，有利于减轻症状。注意按摩时动作要轻柔，切莫强刺激，否则会加重病情。

3. 足浴保健

教师朋友们都知道，腿部是最容易产生疾病和衰老的了，俗话说"人老先老腿"。如果出现了下肢静脉曲张症状，可用温水泡腿 30 分钟，再揉腿 3~5 分钟，动作要轻柔，直至感到腿部的酸胀感消失，这时您会感到神清气爽，全身轻松。此为一种简便而又易于操作的疗法。在休息睡觉的时候把下肢稍微抬高一点，这样就能更好地减少血液对下肢静脉瓣的压力了。教师朋友们可以在家中睡觉之前尝试一下上述方法，或在家人的协助下完成。

4. 食疗方

❶绿豆粥。稻米 250 克，绿豆 150 克。辅料：冰糖 20 克。首先将大米用清水淘净，绿豆去杂质，用清水洗净。其次，将绿豆放入锅中，加清水 1500 克，旺火烧滚，移小火焖烧 40 分钟左右，至绿豆酥烂时，放入大米用中火烧煮 30 分钟左右，煮至米粒开花，粥汤稠浓即成。冷却后，加冰糖拌和食用。此粥可清火利湿消肿。如果您觉得劳累一天后下肢感到酸胀，并有时伴有瘙痒的感觉，那么不妨试一下绿豆粥。

❷红豆粥。赤小豆 20 克，稻米 100 克。辅料：年糕 50 克。调料：盐 3 克。首先，将红豆洗净，放入锅中，再倒入适量的水一起煮开，开锅后倒出汤汁，再倒入 3 倍的清水，开锅后改用小火慢熬 20 分钟，捞出备用。然后，米淘洗干净，放入锅中，倒入成比例的水煮开。然后倒入煮熟的红豆和适量的汤汁，用小火煮 1 个小时左右。最后，放入盐调味，再放入年糕就可以了。此粥可以利水补血，能很好地缓解下肢静脉曲张引起的酸胀不适感。

❸当归粥。当归 20 克，粳米 55 克，枣 20 克。调料：白砂糖 10 克。当归洗净后放入砂锅内，用温水约 600ml 浸泡 10 分钟，在火上煎熬两次，每次煮沸后再慢煎 20 至 30 分钟，共收汁 150ml。红枣浸泡洗净，粳米淘洗干净。将粳米、红枣、白糖同入锅中，加入药汁，加水适量煮粥。

粳米能提高人体免疫功能，促进血液循环，从而减少下肢的静脉血流淤阻；枣含有维生素 A、C、E、P，生物素，胡萝卜素，磷、钾、镁等矿物质，叶酸，泛酸，烟酸等。它能提高人体免疫力，防治骨质疏松和贫血，软化血管，使血管有弹性。

❹补中益气粥。党参、黄芪各 15 克，白术 12 克，升麻、当归各 6 克，柴胡、陈皮各 3 克，小米 50 克，红糖适量。将上七味药煎汁去渣，加入小米、红糖同煮成粥。每日 1～2 次，温热服。

党参为中国常用的传统补益药，古代以山西上党地区出产的党参为上品，具有补中益气的功效。现代研究，党参含多种糖类、酚类、甾醇、挥发油、黄芩素、葡萄糖苷、皂苷及微量生物碱，具有增强免疫力、改善微循环的作用。下肢静脉曲张在一定程度上和老师们繁重的工作导致气血耗伤有关，所以党参的益气功能在这里充分发挥。升麻具有升阳举陷之作用，当归活血、软化血管，使血管有弹性。所以此粥乃补气升提之佳品。

‖特别提醒‖

教师应注意平时尽量避免站太久、坐太久。拿太重的东西时，避免下身压力持续过大。应配合穿着弹性袜；夜间休息时，可以将脚垫高，促进血液回流；少吃油炸辛辣的食物，常吃丝瓜、苦瓜等具清火利湿作用的食物。有色的豆类可预防静脉曲张，如绿豆汤可清火，薏仁汤可利水消肿，红豆汤则有利水补血的功效。

五、下肢静脉曲张的治疗

下肢静脉曲张的治疗以手术为主，可以辅助中医足浴、泡洗等疗法，服用相关的活血化瘀药物，必要时应及时求助专科医生。

本章主要参考文献

[1] 陈我隆. 人生保健诀窍. 北京：人民卫生出版社，2005.

[2] 李秀才. 冠心病自然疗法. 北京：人民军医出版社，2010.

[3] 刘昕，郜峦. 王键教授治疗心悸经验介绍. 新中医，2003，35（4）.

[4] 王淑丽，姜良铎. 健脾养心治心悸——姜良铎教授临床经验采撷. 北京中医药大学学报（中医临床版），2006（2）.

[5] 熊旭东. 内科. 上海：上海科学技术出版社，2006.

[6] 于智敏，齐淑兰. 养生保健健康处方. 北京：化学工业出版社，2004.

[7] 放心医苑网：http：//www.fx120.net/

[8] 北京市扬格保健品公司. 血脂异常形成的原因. http：//www.ygbj.com/？ars0-t258,261c1135.html

[9] 戴居云，王子芳. 世界中医无痛特色疗法. 上海：上海世界图书出版公司，2007.

[10] 李曰庆. 中医外科学. 北京：中国中医药出版社，2002.

[11] 刘继林. 家庭食疗保健大全. 成都：四川科学技术出

版社,2003.

[12] 尚志华.足浴按摩疗病秘典.郑州:中原农民出版社,2008.

第四章 教师防治消化系统疾病的智慧

教师的工作特点是以个体脑力劳动为主,在教学中形成了独立思考的职业习惯,事业心、进取心和自尊心都较强。值得注意的是,许多中年教师在学校往往独当一面,承担繁重的教学、管理任务,是教育工作的骨干;而在家中又是家庭的支柱,精神及体力的负担都很重。有资料报告,教师患消化系统疾病比较多,如胃及十二指肠溃疡、慢性胃炎、肠炎的患病率都相当高,其中胃病患病率为15%~25%。这与教师平时精神紧张、饮食不规律有密切的关系。

中医讲脾胃为后天之本,脾胃强弱与否与多种疾病相关,养护好脾胃,才能为整体的健康提供根本。

第一节 教师防治慢性胃炎的智慧

一、什么是慢性胃炎

慢性胃炎是一种以胃黏膜的慢性炎症为主要病理变化的慢性胃病,发病率在各种胃病中居于首位。本病病程缓慢,长期反复发作。大部分患者以上腹部胀闷不舒或疼痛,伴食欲不振、嗳气、恶心等为主要表现。慢性胃炎可分为慢性浅表性胃炎和慢性萎缩性胃炎,两者可同时存在。慢性胃炎主要由急性胃炎迁延不愈,刺激性食物和药物对胃黏膜强烈刺激,鼻腔、口腔、咽喉等部位的慢性感染累及胃黏膜,以及免疫等因素所致。

二、帮助教师找病因

教师特殊的职业特点,早出晚归,精神紧张,饮食不规律是慢性胃炎发病的主要原因。

1. 饮食习惯及烟酒刺激

教师教学任务繁重,尤其是现代都市较快的生活节奏,往往导致饮食不规律,早上和中午在外面吃,有的人甚至不吃早饭,晚上跟家人在一起又吃得比较多,进食过冷过热,这些都损伤胃黏膜,影响胃的功能。进食过于粗糙、刺激性的食物,饮浓茶、咖啡、烈酒及长期吸烟等均可刺激胃黏膜,导致其损伤,而引起胃炎。

此外,科学研究表明,饮食中高盐或缺乏新鲜蔬菜水果与胃黏膜的萎缩及胃癌均相关。

2. 细菌感染

幽门螺杆菌是慢性胃炎的最主要病因。幽门螺杆菌可经进食感染,如果教师朋友在外进餐,或者与别人共同进食,而餐具或者共餐者携带有幽门螺杆菌,则可能被感染,尤其在身体比较虚弱的情况下。幽门螺杆菌感染可引起胃黏膜炎症,绝大多数慢性活动性胃炎均能检测到该菌。

3. 药物损伤

有些教师朋友为了缓解身体的疼痛，长期服用某些非类固醇抗炎药物，如阿司匹林、芬必得（布洛芬缓释片）等止痛药。这些药物均可损伤胃黏膜，头痛、肢体疼痛得到缓解的同时，也会引发胃部不适，易患上慢性胃炎。

4. 精神压力

教师备课、教学，毕业班老师面临升学率、成绩考核等，压力过大。长期精神压力大且情绪不稳定也会引起体内神经内分泌系统失常，消化功能紊乱，诱发慢性胃炎。

目前教师行业也存在激烈竞争，教师们每天都面临着巨大的工作压力和竞争压力。如果这种紧张状态长期得不到缓解，极易造成神经系统和内分泌系统功能紊乱。胃的正常工作状态，要有神经、内分泌系统的参与调节才能够顺利完成。当教师朋友精神过度紧张，自主神经和内分泌系统紊乱时，就会出现胃酸分泌失常、十二指肠液反流入胃等不正常的现象，削弱了对胃黏膜的保护。神经紧张还易造成胃、十二指肠壁血管痉挛，供血减少，促成胃病的发生。加之经常熬夜，搞乱了体内的生物钟，也会引起胃酸不正常分泌，导致胃病发生。

三、慢性胃炎的自我诊断

由幽门螺杆菌引起的慢性胃炎多数无症状，有症状者表现为上腹部疼痛或者不舒服，上腹部胀满、早饱（指有饥饿感，但进食后不久即出现饱胀感，以致摄入食物减少）、嗳气、恶心等消化不良症状。在此需要提醒各位教师朋友注意的是，这些症状的轻重与胃的实际病变情况并不成正比。可能您消化不良的症状很重，但行胃镜检查只是轻度的胃炎；可能您除了有些消瘦，平时没其他症状，胃镜显示却是比较严重的萎缩性胃炎。另外，自身免疫性胃炎还可能出现贫血等表现。

慢性胃炎的确诊必须依靠胃镜检查。但是，如果长期有胃脘部不适的症状，行胃镜检查时80%以上的人会有不同程度的胃炎。幽门螺杆菌检测有助于查出患病的病因，出现贫血等表现应该及时进行相关检查，排除自身免疫性胃炎。

‖特别提醒‖

在此需要特别提出的是，教师朋友们一定要对胃部的不适有相当的重视，不可等闲视之。因为长期胃脘部的不适有可能为胃癌的早期表现。对于40岁以上的教师朋友，尤其是男性教师，如果近期出现消化不良，或者大便色黑等情况，或者患有胃溃疡，经正规医院治疗2个月仍无效，或者钡餐透视发现有较大的胃息肉，应当及早和定期进行胃镜检查，发现恶性疾病，抓住治疗时机。

四、慢性胃炎的预防与保健

各位教师朋友都知道，胃病的治疗是三分治，七分养，只有自己才能打好"保胃战"。医学上对于慢性胃炎的防治认为，最重要的就是饮食护理和生活习惯的改变。因此预防和保健对于各位教师朋友远离慢性胃炎有极其重要的意义。

1. 日常护理"十戒"

一戒长期精神紧张

长期精神紧张会通过大脑皮质影响自主神经系统，使胃黏膜血管收缩，胃功能紊乱，胃酸和胃蛋白酶分泌过多，导致胃炎和溃疡发生。临床所见长期紧张焦虑和精神抑郁的教师，慢性胃炎和消化性溃疡的发病率明显增高。

二戒过度劳累

教师朋友无论从事体力劳动还是脑力劳动，都不能过度劳累，否则就会引起消化器官供血不足，胃黏膜分泌失调，从而导致各种胃病发生。

三戒饮食饥饱不均

饥饱不均对胃有很大的伤害。饥饿时胃中空空，胃黏膜分泌的胃酸和胃蛋白酶很容易伤害胃壁，导致急、慢性胃炎或溃疡发生。暴饮暴食会使胃壁过度扩张，食物在胃中停留时间过长，这也容易造成急、慢性胃炎或溃疡，甚至发生急性胃扩张、胃穿孔。

四戒酗酒无度

酒精会使胃黏膜发生充血水肿、甚至糜烂出血而形成溃疡。长期饮酒还损害肝脏，会引起酒精性肝硬化。胰腺炎的发生也与酗酒有关，这些损害反过来又会加重对胃的伤害。

五戒嗜烟成癖

吸烟会引起胃黏膜血管收缩，使胃黏膜中的前列腺素合成减少。前列腺素是一种胃黏膜保护因子，它的减少会使胃黏膜受到伤害。吸烟又会刺激胃酸和胃蛋白酶的分泌。所以，嗜烟成癖是引起各种胃病的重要诱因。

六戒浓茶咖啡

浓茶和咖啡都是中枢兴奋剂，能通过神经反射以及直接的影响，使胃黏膜发生充血、分泌功能失调、黏膜屏障破坏，促成发生溃疡病。另外，对胃刺激性强的食物要注意适量食用。

七戒进食狼吞虎咽

细嚼慢咽有利于食物的消化。进食时狼吞虎咽，食物未经充分咀嚼，势必增加胃的负担。研究还发现，细嚼慢咽时唾液分泌增多，有保护胃黏膜的作用，可避免不良刺激物对胃黏膜的损害。

八戒睡前进食

睡前进食不仅影响睡眠，而且会刺激胃酸分泌，容易诱发溃疡。

九戒不讲卫生

现已查明，幽门螺杆菌感染是导致胃炎、溃疡和胃癌发病的元凶，它可以通过餐具、牙具、接吻等相互传染。因此，讲究卫生，不用他人餐具、牙具，可以预防幽门螺杆菌感染，从而可以预防各种胃病。

十戒滥用药物

不少药物久服都会损伤胃黏膜，导致糜烂性胃炎和出血性胃炎以及胃溃疡发生。其中，常用的能损伤胃黏膜的药物有三类：一类是解热镇痛药如阿司匹林、保泰松、消炎痛等，一类是激素类药如强的松、地塞米松，还有一类是抗菌药如红霉素等。注意应用这类药物时，要严格遵医嘱慎而用之，以避免对胃造成损伤。

2. 饮食禁忌

据了解，中国人患胃部疾病的比例远远高于全球平均值。胃病，尤其是慢性胃炎，除了进行及时有效的治疗外，还有很重要的一点就是在饮食方面要多加注意。

适当增加营养，多吃高蛋白食物及高维生素食物，以保证机体的各种营养素充足。要增加高维生素的食物和深颜色的新鲜蔬菜及水果的摄入，如绿叶蔬菜、西红柿、茄子、红枣等。除此之外，每餐最好吃 2~3 个新鲜山楂，以刺激胃液的分泌，增强胃的消化能力。

当患有萎缩性胃炎时，应当多喝一些酸奶，因为酸奶中的磷脂类物质会吸附在胃壁上，对胃黏膜起保护作用，使已受伤的胃黏膜得到修复。另外，酸奶中的成分乳糖分解代谢所产生的乳酸和葡萄糖醛酸能增加胃内的酸度，抑制有害菌分解蛋白质产生毒素，使胃免遭毒素的侵蚀，有利于胃炎的治疗和恢复。当口服抗生素治疗某些感染性疾病时，若能同时饮用酸奶，则既补充了营养，又避免了抗生素对人体的副作用。因为酸奶中含有大量的活性杆菌，可以使抗生素引起的肠道菌群失调现象重新获得平衡，同时保护了胃黏膜。

> 如果某些教师朋友已经患有胃病，饮食一定要注意，减少胃病发作次数，爱胃护胃，应注意以下几点：
>
> **少吃油炸食物** 因为这类食物不容易消化，会加重消化道负担，多吃会引起消化不良，还会使血脂增高，对健康不利。

少吃腌制食物 这些食物中含有较多的盐分及某些可致癌物,不宜多吃。

少吃生冷及刺激性食物 生冷和刺激性强的食物对消化道黏膜具有较强的刺激作用,容易引起腹泻或消化道炎症。

规律饮食 研究表明,有规律地进餐,定时定量,可形成条件反射,有助于消化腺的分泌,更利于消化。

定时定量 要做到每餐食量适度,每日三餐定时,到了规定时间,不管肚子饿不饿,都应主动进食,避免过饥或过饱。

温度适宜 饮食的温度应以"不烫不凉"为度。

细嚼慢咽 以减轻胃肠负担。对食物充分咀嚼次数愈多,随之分泌的唾液也愈多,对胃黏膜有保护作用。

饮水择时 最佳的饮水时间是晨起空腹时及每次进餐前1小时,餐后立即饮水会稀释胃液,用汤泡饭也会影响食物的消化。

注意防寒 胃部受凉后会使胃的功能受损,故要注意胃部保暖,不要受寒。

补充维生素C 维生素C对胃有保护作用,胃液中保持正常的维生素C的含量,能有效发挥胃的功能和保护胃部,增强胃的抗病能力。因此,要多吃富含维生素C的蔬菜和水果。

3. 胃病应该七分养三分治

对于各种疾病来说，三分靠吃药，七分靠调养。胃病尤其如此。胃病要做好"五养"，即保暖护养，饮食调养，忌嘴保养，平心静养，运动调养。正确的养护尤为重要，否则容易事倍功半，甚至会使病情加重。那么应该如何去养护呢？

（1）养胃需要管好嘴巴

临床上慢性胃病总是反反复复，这与很多人没办法管住自己的嘴有关系。因此，必须管好嘴巴，科学合理地摄食。这需要患者自身的理解和坚持。

患有慢性胃病的教师朋友宜食：粥、线面、馒头、软的干饭、清蒸或炖煮的瘦肉、上排肉、淡水鱼肉，总的原则是适合吃柔软、易消化的食物。

吃粗粮对预防结肠癌有一定作用，但是这是有前提的。地瓜容易作酸，如果有胃病，最好不要吃地瓜，而像香蕉、芋头、土豆、柑橘、橙等都容易作酸，胃酸多的人不宜食用。

糯米制品、粉干、年糕、竹笋等，对于一吃东西就觉得堵、觉得胀的人最好别吃。

豆制品产气较多，胃病病人也应尽量少吃。

（2）喝白开水比喝茶更养胃

其实，许多人的胃病是喝茶喝出来的。喜欢喝茶的人应该注意，最好的饮料是白开水。大部分饮料都只是满足人的口感需要，而不是满足人的健康需要。如果有胃病，最好别喝浓茶，而应该选择喝淡茶。因为茶叶中含有鞣酸，会刺激胃黏膜，引发和加重胃病。

另外，即使是喝淡茶也要区分茶的不同类型，并根据自己的体质来喝茶。从中医学的角度来看，红茶属热性，绿茶属凉性，乌龙茶则介于两者之间。体质属于脾胃虚寒，一吃冷的东西或者一受凉就胃痛甚至腹泻的人，可以选择喝淡的红茶。

（3）消化道有疾病的人不主张吃海鲜

慢性胃炎患者一定要饮食清淡，淡水鱼可以适当地吃些，但海鲜一般不太主张。因为海鲜是发物，是异体蛋白，很多胃肠道有疾病的人吃了容易过敏，一吃完就出现腹痛、腹泻。因此，有消化道疾病的人并不主张吃海鲜。

（4）避免走入以下误区

误区1：生姜暖胃。专家认为，这种方法偶尔用之，未尝不可，但不可长期应用。这是因为，生姜属于刺激食物，胃病患者若喝大量的生姜水，会刺激胃黏膜分泌过多的胃酸，从而加重胃部不适、胃痛等症状。

误区2：长期喝牛奶养胃。胃病患者出现泛酸、胃胀不适时，喝杯热牛奶可立即缓解不适症状。这是因为牛奶可稀释胃酸，暂时在胃黏膜的表面形成保护膜。但常喝牛奶未必对胃病患者有利。牛奶促进胃酸分泌的作用比它中和胃酸的作用更强。胃病患者若需进行抗酸治疗，就不宜长期喝牛奶，否则会影响治疗效果，甚至加重胃黏膜的损伤。

误区3：经常喝粥对胃病患者有好处。粥与其他食物相比较为软烂，对胃的刺激性较小，因此胃病患者可在发病的急性期多喝粥。长期喝粥则对胃没有好处。这是因为，粥中的水分较多，会稀释胃液，加速胃的膨胀，而不利于胃对食物的消化。而且人唾液中的淀粉酶是一种能促进消化的重要物质，人们在进食时若不进行咀嚼，口腔内的唾液腺就不会大量地分泌唾液，因而也就不会分泌足够的淀粉酶。经常喝粥会抑制淀粉酶的分泌，不利于人体对食物的消化。

4. 食疗方

❶平菇炖肉。猪精肉250克，鲜平菇250克，料酒、食盐、葱段、姜片、生油各适量。先将猪肉洗净，入沸水锅略氽片刻；然后把肉块放入锅中加入料酒，摆上葱段、姜片，注入清水适量，先用武火烧沸，后改用文火炖至肉熟烂，倒入平菇熟透入味即成。佐餐食用。本方具有改善人体新陈代谢、增强体质、防癌、抗癌之功效。适用于慢性胃炎、胃溃疡、十二指肠溃疡等病症。

❷姜蒜醋。生姜100克，大蒜100克，米醋500克。将生姜洗净，与大蒜一同切片，浸泡在米醋中，密封贮存1个月即可饮用。饭后服用，每次10毫升。或在菜肴中酌量加用。健胃散寒。适用于慢性萎缩性胃炎、胃痛等症。

❸党参大枣茶。党参15克，大枣10枚，陈皮3克。将上3味煎汤代茶饮。每天2次，7天为1个疗程。养胃，消炎。主治慢性胃炎。

❹萝卜粳米粥。鲜萝卜汁100毫升，粳米100克。先将萝卜洗净捣烂，取汁100毫升，同粳米一块加水500毫升，煮为稀粥。早晚温热服用。疏肝理气。主治因肝胃气滞引起的胃炎。

❺鲫鱼羹。活鲫鱼1条（约400克），干姜3克，陈皮3克，胡椒、葱白、生姜、生粉、细盐各适量。将鲫鱼去掉鳞、鳃及内脏，洗净，放入锅中，加水适量，先用武火烧沸，后改用文火煨至烂熟，滗取鱼汤备用，鱼另食用；再把干姜、橘皮和胡椒同碾

成细末，生姜和葱白切成碎末，同放入鱼汤中煮沸 5 分钟，最后加入生粉、细盐稍煮即成。每日 1~2 次，每次 1 小碗，温热食用，连食 7 天。暖胃散寒，温中补虚。适用于脾胃虚寒性慢性胃炎、胃及十二指肠溃疡等。

❻羊肉萝卜汤。羊肉 100 克，苹果 150 克，豌豆 100 克，萝卜 300 克，香菜、胡椒、盐、醋各少许。羊肉洗净，切成六分见方的肉块，香菜洗净切成段待用。豌豆、苹果、羊肉、姜放入锅内，加清水适量，用武火烧沸后，转用文火煮 1 小时，再放萝卜块煮熟，放盐、香菜即成。用醋蘸食。健脾和胃，健胃消食。

❼鲫鱼糯米粥。鲫鱼 2 条，糯米 50 克。将鲫鱼去肠杂后与糯米同煮粥食用。早晚餐食用，可常服用。适用于慢性胃炎。

❽蚕蛹散。取蚕蛹适量，焙干研粉。日服 2 次，每次 5~10 克。用治慢性胃炎、胃下垂，亦可健脾益肺。

❾粳米姜汤。取粳米 100 克，水浸后用麻纸五六层包妥，烧灰，研细末。早晚 2 次饭前分服，姜水冲服。重者连用 3 天可愈。勿食生冷油腻之物。温胃散寒。

❿核桃姜汤。取干姜适量，洗净切片，加水煎汤。取核桃仁适量，嚼细后用姜汤送服。用治酸心、吐酸水。

⓫生姜陈皮汤。取生姜、陈皮各 20 克，水煎取汁。日内 3 次分服。用治慢性胃炎，胃痛，呕吐黏液或清水。

⓬胡椒炖猪肚。取白胡椒 15 克，压碎，生姜 9 克，切丝，共纳入洗净的猪肚内，用线扎紧，并加水少许。将猪肚放入砂锅中酌加清水，文火煨炖至熟，即可调味服食。饮汤吃肚，2~3 日服 1 次，连服 3~5 次。用于脾胃虚寒、胃痛隐隐、胃下垂、大便溏薄、胃及十二指肠溃疡者。

⑬牛肉粳米粥。取牛肉50克，煮熟切薄片，山药15克，洗净切片，香菇100克洗净切条，粳米100克洗净，加水共煨粥。可酌加葱、姜汁、食盐、味精，趁热调服。补脾健胃，益气养阴。用于脾胃虚弱之乏力、食欲不振。

⑭养胃散。取黑豆粉、糯米粉各1000克，黑芝麻500克，分别炒熟，黑芝麻研末。将上述三味混匀，瓶贮备用。每日3次，每服50~100克，可酌加白糖，冲入沸水搅糊服用。养胃生精，用于胃病之身体瘦弱，肾精不足。

⑮羊肉山药粥。取羊肉300克，斩为泥，山药500克，研碎后，与粳米150克共煨粥。粥成后，酌加姜汁、食盐、味精，趁热服。适用于脾胃虚寒性胃痛。

‖特别提醒‖

除以上食疗方法，在此向各位教师朋友推荐一种药食同源的花——绿萼梅。

梅花第一效：泡茶，疏肝理气助消化

各位教师朋友闲暇或讲课时都可带上一杯色淡味清的梅花茶。取绿萼梅（最好到正规药房购买）10克，绿茶4克，然后以沸水冲泡，代茶频饮。

中医理论认为，绿梅花气清香，味酸涩，性平，具有疏肝、和胃、化痰、解毒的功效，主治梅核气、肝胃气痛、食欲不振、头晕、瘰疬疮毒以及精神抑郁等。梅花与绿茶搭配具有理气疏肝、和胃止痛的功效，常常用于肝胃不和证，证见两胁胀痛，胃脘胀痛，郁闷不舒，食纳减少等。

梅花第二效：煮粥，健脾和胃除烦忧

中医讲肝主疏泄，喜条达，肝郁不舒则为病。梅花与粳米为粥，气香味甜，功专疏肝解郁、健脾开胃，对治疗肝胃气痛、梅核气、胸闷不舒、饮食减少等有较好的疗效。

取绿萼梅 5 克，粳米 80 克。先将粳米煮成粥，再加入绿梅花，煮沸两三分钟即可，每餐吃一碗，可连吃三五天。能舒肝理气，激发食欲。食欲减退者食用效果颇佳，健康者食用则精力倍增。

五、慢性胃炎的治疗

如果各位教师朋友经常出现胃痛、胃胀、烧心、反酸、食欲差等症状，可以去医院行上消化道钡餐造影，或者胃镜，以明确是否患有慢性胃炎。

大部分浅表性胃炎可逆转，少部分可转为萎缩性。萎缩性胃炎随年龄逐渐加重，但轻症亦可逆转。因此，对慢性胃炎治疗应及早从浅表性胃炎开始，对萎缩性胃炎也应坚持治疗。

慢性胃炎属中医"胃痛"、"痞满"等病证的范畴。中医认为该病多因为嗜食辛辣，饮酒过度，脾胃受损；或长年服药，误中药毒，脾胃受损伤不能修复；或者因过度劳累，损伤脾胃；或因情绪不畅，肝气犯胃，以致脾胃功能失调而发为本病。临床辨证主要分为肝气犯胃、肝胃郁热、胃阴不足、脾胃虚弱等证型。

第二节　教师防治功能性消化不良的智慧

人民教师被喻为辛勤的园丁，而每天面对紧张的工作和较大的精神压力，再加上进餐不规律，有时候因为工作忙来不及吃早饭，或者中午太忙午饭来不及吃，这些饮食习惯使教师群体极易出现各种消化系统疾病，在消化系统疾病中其中又以功能性消化不良最为常见。

一、什么是功能性消化不良

功能性消化不良又称非溃疡性消化不良，是指有持续性或反复发作的上腹部不适、饱胀、早饱、胸骨后疼痛不适、烧灼感、恶心、呕吐或其他上腹部症状，而无局部或全身器质性疾病的证据，持续至少3个月以上的综合征。教师朋友们注意，其实功能性消化不良并不是很好诊断，需要排除胃肠道的器质性病变。

就发病率来看，功能性消化不良临床患病率高达20%～30%，发病率每年也在1%以上，患病人群女性稍多于男性，20～49岁年龄段较多，教师的职业特点也导致教师成为本病的高发人群。每天面对较大的工作压力，加之饮食不规律，所以功能性消化不良患者在教师中占很大的比例。虽然功能性消化不良的病情看似不重，但其长期的危害性却不可小觑，不仅影响教师的生活质量及工作效率，而且构成了相当高的医疗费用。本病已逐渐成为现代社会中一个重要的医疗保健问题。因此，教师朋友们对功能性消化不良应予以重视，及时发现，积极防治。

二、帮助教师找病因

日常生活中导致功能性消化不良的病因涉及多个方面，其中以下几种因素在教师功能性消化不良的形成中具有重要作用：

1. 精神因素

最为常见。在精神紧张或抑郁的状态下,胃的运动和分泌功能减弱甚至停止,肠道的蠕动也呈抑制状态,同时焦虑和抑郁的心理状态也可以引起一些内分泌激素分泌异常和自主神经功能紊乱,从而导致消化不良的发生。教师这一高尚的职业承载了社会与家庭太多的希望和责任,是一种持续紧张的高强度脑力劳动。教师们常在超负荷的身心压力下工作,容易忽视自身的健康状况,因此常有失眠、焦虑、抑郁或情绪容易波动的情况。同时,胃部的活动受到神经及内分泌系统的调控,因此对色、香、味俱佳的饭菜,大脑神经便会刺激胃液分泌,令人食欲大增。反之,紧张的生活、焦虑不安的情绪及各种压力,却影响胃肠肌肉收缩,不但会令人食欲不振,吸收能力也会变弱。

2. 胃肠动力障碍

功能性消化不良可能的病理生理学基础主要为胃动力障碍。胃的运动是指胃壁平滑肌的舒张和收缩活动,是胃对食物进行容纳、研磨、消化和传输的动力,是一种正常的生理活动。如果胃的运动功能发生障碍,食物在胃内滞留,胃不能及时将其顺利排入十二指肠,必然导致消化不良。恶心,反酸,嗳气等症状随之而产生。

3. 幽门螺杆菌感染和慢性炎症

研究显示,约55%的人胃内有幽门螺杆菌感染,不过有一半以上的人不会出现临床症状。教师朋友如果出现了消化不良的症状,应进行相关检查,警惕是否存在幽门螺杆菌感染及慢性炎症,如果想要确定是否存在幽门螺杆菌的感染,请到医院的相关科室做相关的检查。

4. 胃酸分泌过多

功能性消化不良也与胃酸有关。胃酸在功能性消化不良发病中起着非常重要的作用,特别是以上腹部疼痛为主要症状的患者,关系尤其密切。胃液中胃酸增高,可能是功能性消化不良患者的致病原因之一。

5. 其他因素

如遗传因素,应激,环境因素,暴饮暴食、烟酒过量等不良生活习惯。这些因素的存在都很容易导致功能性消化不良的发生。尤其是教师的职业性质,容易出现饮食不定时,暴饮暴食,饮食不当,进食时精神不集中等,这些均会影响胃的功能,扰乱胃的运作,长期如此便会导致功能性消化不良。

三、功能性消化不良的自我诊断

如果教师朋友在生活中出现了以下症状,如持续或反复发作的上腹部不适、腹胀、嗳气、早饱、厌食、恶心、呕吐、反酸、烧心、胸骨后不适或疼痛、反胃、不安、焦虑、抑郁、失眠、多梦、心悸、手足多汗、血压偏低等,提示您可能已经患上了功能性消化不良。此时应采用排除法进行本病的诊断,也就是说如果出现上述症状,首先要进行全面检查,排除器质性疾病,才可诊断功能性消化不良。

▎特别提醒▎

对本病的确诊必须依赖于全面检查，轻易草率地下诊断常常是十分危险的。更为严重的是，在我国，大多数人对上腹部疼痛、早饱感、饭后腹胀、恶心和食欲减退等消化不良症状都不十分重视，常常将消化道肿瘤的早期症状误认为是消化不良，导致严重的后果。须到专科医院通过消化道内镜和上消化道造影、实验室检查、B超、X线检查，以排除肝、胆、胰及胃肠道器质性病变。

四、功能性消化不良的预防与保健

首先教师朋友们应进行自我调节，避免过劳及精神紧张，正确对待压力及工作和生活中的不顺。其次应进行饮食治疗和生活调理，减少疲劳，保证足够的休息，尽量每天在相同的时间就寝和起床，午后避免咖啡因饮料。戒烟戒酒，加强体育锻炼，建立良好的进餐习惯。建议少食多餐，少进甜食或酸辣等刺激性食物，低脂肪饮食，尽量避免服用非类固醇抗炎药。具体来说，预防功能性消化不良应从以下几方面着手：

1. 饮食习惯

培养科学健康的生活饮食习惯。应按时进餐，注意膳食平衡。避免暴饮暴食及睡前过量进食，以免增加胃的负担；饮食宜清淡，避免进食生冷、油腻及刺激性食物；不宜过量饮用咖啡以及碳酸饮料；戒烟，限酒。

❶定时定餐有规律。功能性消化不良大多由于饮食、生活作息不规律造成胃肠道生理功能紊乱而引起的，所以，定时定餐、

养成良好的饮食规律是非常重要的。平时容易饥饿的患者可以采取少食多餐的方式，餐间可喝些牛奶、豆浆；经常胃嘈杂者要及时进食。

❷饮食清淡易消化。消化不良的患者平时饮食应该选择一些容易消化的食物，如软米饭、萝卜、菠菜、南瓜、豆腐、鸡蛋、白鱼肉、瘦肉等；烹饪方式宜清炒、清蒸。少一些油腻多一份清淡。

❸功能性消化不良的饮食禁忌。消化不良者平时除了要注意饮食有节、忌食不易消化的食物、忌饱食外，根据不同的主要症状还有特殊的禁忌。如：腹胀者不宜食用豆类、薯类、牛奶等容易胀气的食物；反酸者饮食不宜过饱，避免多食坚果、肥肉等高脂肪食物和油炸食物，不宜吃春笋、芹菜等粗纤维食物，忌辛辣、刺激食物。

2. 食疗方

❶参枣二姜粥。党参15克，大枣30克，高良姜、生姜各10克，粳米100克。先加水煮粳米，其余加水煎煮、取汁，待米熟时倒入上汁，搅拌均匀，煮沸。分2次食。此粥有温中健脾之功效，主要用于胃脘隐隐作痛，喜暖喜按，饮食减少，食则腹胀满，疲乏倦怠，手足欠温等为主要表现的功能性消化不良。

❷山药麦冬粥。山药100克，麦冬12克，粳米100克。山药切成小块，麦冬加水煎煮取汁；将粳米加入水中煮至半熟时放入山药、麦冬汁，搅匀，继续煮至粥熟。分两次食。此粥有养阴清热的作用，主要用于胃脘疼痛，有灼热感，痛无定处，午后较重，口干微苦，心烦少食为主要表现的功能性消化不良。

❸楂麦姜橘饮。山楂15克，麦芽30克，橘皮10克，生姜

25 克。上药加水煮取汁液，可酌加入冰糖调味。分 2~3 次服。此粥有消食化滞、止呕的作用，故可以用于以恶心呕吐、泛酸、嗳气酸腐、脘腹胀满、不思饮食为主要表现的功能性消化不良。

❹佛手玫瑰花茶。佛手 15 克，玫瑰花 10 克，用开水冲泡，加蜂蜜适量，代茶饮。有疏肝理气之作用，主要用于胃脘胀痛连及胸胁、嗳气泛酸为主要表现的功能性消化不良。

3. 症状小对策

（1）没有胃口

原因分析：造成食欲降低的功能性原因很多，主要包括精神紧张、劳累、胃动力减弱（胃内食物难以及时排空）等。

解决对策：调控情绪、放松精神、减缓生活节奏、及时休息，特别强调三餐要有规律，定时、定量，切忌暴饮暴食。加强户外活动，多呼吸新鲜空气。饮食上强调种类多样化，避免单调重复，注意掌控食物的色、香、味、形，做到干稀搭配、粗细搭配，多食用开胃食物。在刺激食欲方面，各类调味品作用独到，不妨根据自己的口味选择。另外，应避免粗纤维食物摄入，以免影响胃排空。还有，三餐前禁用各类甜食或甜饮料，否则将雪上加霜。

食物及餐次选择：可用山楂、话梅、陈皮等刺激食欲；在水果方面，草莓、甜橙有一定开胃效果，而葡萄、香蕉、荔枝等因含糖较高，可能降低食欲；调味品可选番茄酱、咖喱汁、豆瓣酱、辣椒酱等，但不宜过于"刺激"，以防矫枉过正；禁用或少用油炸食物、韭菜、生黄豆、奶油类食物、甜的碳酸饮料等。

(2) 进食后早饱

原因分析：餐前感觉挺饿，胃口也不错，但稍稍进食即感觉上腹饱胀，食欲也随之锐减，这就是所谓"餐后早饱"。其产生原因主要是进餐后胃动力减弱，容受食物的能力较低，故刚吃一两口，就没有"地方"再承受更多的食物摄入。

解决对策：加强胃动力、加速胃排空、加大胃的容受能力是解决问题的关键。当然，食物究竟能在多大程度上刺激胃动力尚待证实，但毫无疑问，应避免摄入损害胃动力的食物。

食物及餐次选择：应遵循少量多餐原则，每日采用"3+3"进食法，即将正餐中的部分食物（如主食、酸奶、水果等）分出作为加餐，在总量不变的基础上，进食6餐，每餐主食不超过2两，总量约七分饱。禁用肥肉、油炸食物、粗纤维食物。进餐时一定将食物充分嚼烂后再咽下。进食过快将加重早饱症状。

(3) 反酸烧心

原因分析：因为胃动力障碍、食道下段括约肌功能障碍等，造成餐后胃内酸性物反流至食道，导致烧心、胸痛等症状，严重者甚至难以忍受，直接导致摄食障碍。长期胃食道反流还可造成食道的严重损害，甚至恶性病变。

解决对策：一方面要避免损害食道下段括约肌功能的食物，另一方面要改善胃动力，加速胃排空，防止胃内食物滞留。应特别强调的是，注意进食方式和体位是解决问题的关键。

食物及餐次选择：禁用损害食道下段括约肌功能的食物，包括咖啡、肥肉、可乐、胡椒粉等；禁用损害胃动力的食物，包括肥肉、甜点、油炸食物、粗纤维食物等。采用少量多餐原则，细嚼慢咽。进食后一小时内不宜平躺。睡觉时，注意用枕头等将头部和肩部稍稍垫高一定角度。

4. 情绪精神保健

教师朋友们要学会自我心理疏导。在平时的工作中保持好的精神面貌和心态，遇事豁达，自我减压。掌握调控情绪和释放压力的方法，学会利用音乐、电影、聊天、适度体育活动等方式缓解压力和消除紧张情绪，时刻拥有愉快的心情和良好的心境。

5. 足部按摩保健

教师们不妨先用热水泡脚 20 分钟，水位最好在足踝关节以上。泡完脚后进行足部反射区按摩。首先将足底搓热，再搓足背及足部内外侧，然后重点按压足部胃、胰、小肠、脾、淋巴腺等反射区，每个反区按压 5 至 8 秒。药物可选用吴萸米醋糊，其组成药物有吴茱萸、米醋各适量，吴茱萸研为极细的粉末，以米醋调为糊状，外敷于双足涌泉穴。一昼夜换一次药，连续数日。

五、功能性消化不良的治疗

由于功能性消化不良的病因尚未完全阐明，目前西医对于功能性消化不良的治疗尚无确切的病因治疗方法，主要针对不同患者的临床表现及可能的影响因素进行相应的个体化治疗。其中胃动力障碍型可选用促动力剂及心理治疗，胃食道反流样型可选用促动力剂和抑酸剂，溃疡样型可选用抑酸剂和胃黏膜保护剂。

|特别提醒|

教师朋友们如果经过饮食治疗和生活调理后，消化不良症状仍不能完全缓解，可服用相应的药物辅助治疗，相应药物请到医

院的相关专科咨询医生,在医生的指导下服用,切勿自作主张滥用药物。因为功能性消化不良一般预后良好,滥用药物没有必要,反而会引起一些其他的疾病。

如果教师朋友所患的是比较轻微的消化不良,或者是暂时性的消化不好,可采用饭后散步、轻揉腹部或通过加强运动的方法来消除病症。

第三节　教师防治便秘的智慧

众所周知,教师经常长时间伏案工作,中小学教师升学压力大、精神紧张,加上平时缺乏锻炼,便秘的情况比较常见。便秘虽说并不是很大的毛病,但是也常常让教师们苦不堪言。因为伴随便秘而来的腹胀、腹痛、矢气增多、食欲不振、头晕乏力等症状更让教师们头痛,而且便秘会直接引发肛肠疾病,严重危害教师的健康状况,所以还是应该引起重视。

一、什么是便秘

正常人食物进入胃肠,经过消化、吸收,最终将残渣变成粪便排出体外大约需要 8~24 小时,两次大便间隔时间一般是 1~2 天。但由于每个人的情况各不相同,排便习惯可明显不同。有的人每日或 2~3 天大便 1 次,也有一些人一天大便 2~3 次,虽然排便间隔或次数不同,但只要大便不稀,不干燥硬结,排便时不费力,都属于正常状态。

如果因为某些原因使粪便在大肠内停留时间过久,粪便内所含的水分被过量吸收，粪便变得干燥坚硬，排便时间延长，难以排出，肛门坠胀、疼痛，正常的排便规律被打乱，每 2~3 天甚至更长时间才排便 1 次，严重者排出的粪便性状像羊屎或兔屎样，呈球状，就称为便秘。

二、帮助教师找病因

1. 饮食结构不合理

教师工作繁忙，经常不能按时吃饭或者经常吃一些快餐充饥，诸如面包之类，缺少膳食纤维，容易导致便秘。另外，由于工作繁忙，饮水量不足加上长期讲课，水分丢失较多、补充不及时，也是导致便秘的因素。

2. 压力与精神因素

教师的工作压力大，精神经常高度紧张，交感神经兴奋占优势，抑制了副交感神经系统，进而抑制胃肠运动，引起胃肠蠕动减弱变慢及分泌减少，致使粪便在肠道内滞留时间延长，从而易发生便秘。

3. 活动量少

教师由于长时间坐着工作，活动较少，胃肠蠕动也相对缓慢。另外由于坐的时间较长，盆腔及直肠黏膜容易充血，引发痔疮等肛门直肠病变，出现排便时疼痛、便血等症状，便常常害怕排便，更易发生便秘。

三、便秘的预防与保健

1. 日常生活禁忌

❶忌忽略早餐。早餐后食物入胃能引起胃结肠反射，使结肠产生强烈的大蠕动，有利于粪便排出。便秘的教师如能重视早餐，因势利导，于清晨早餐后去排便，自然比较容易排出。

❷忌过食煎炒、酒类、辛辣之品。煎炸、酒类、辛辣食物损伤胃肠黏膜，不利于胃肠蠕动。从中医角度说，上述食物易耗伤津液、产生湿热，引起便秘。

❸忌常精细饮食。要杂食五谷蔬菜，多吃含纤维素、维生素的食物。常以精饮食为主的人，便秘和大肠癌的发病率很高。主食吃得越杂越好，越粗对肠腔的刺激越大，越利于排便。

❹便秘期间忌喝茶。茶叶中含有大量鞣酸，会与食物中的肉或海鲜结合生成具有收敛性的鞣酸蛋白质，这种蛋白质能使肠蠕动减慢，从而延长粪便在肠道内滞留的时间，容易形成便秘。另外，喝茶、咖啡和碳酸饮料，会对大肠造成紧张性刺激。

❺忌吃零食和限制进食。便秘最常见的原因为不良的饮食习惯。琳琅满目的零食、快餐，大大满足了味蕾的需要，却因为缺少纤维素而给肠道蠕动造成了巨大的障碍。而一味限制食量，就会因为食物残渣积存不足，而使得肠道蠕动失去了动力，导致从粪便中持续再吸收水分和电解质。种种原因造成排入直肠的粪便重量的压力达不到刺激神经末梢感受器兴奋的正常值，形成不了排便反射。

❻忌多吃酸性的水果。酸性水果如杨梅、梅子、李子等，所含的酸性物质不易被氧化分解，容易导致体内偏酸，还可能加重

便秘，故不宜多吃。

2. 服药禁忌

❶忌滥用泻药。泻药的作用是刺激肠黏膜，使之产生排便冲动或润滑肠壁。这只能解决燃眉之急，不能长期滥用，否则会造成肠道对药物的依赖性，一旦停药，单靠肠道食物残渣的刺激，难以恢复排便功能，使便秘加重。

❷忌服有刺激性的泻药如芒硝、蓖麻油等。它们在小肠部位即起导泻作用，如果多用，可引起腹泻、失水、钾离子丢失。

❸忌长期用液体石蜡来缓泻。液体石蜡能润滑肠道、软化粪便，故有缓泻作用。近年国外报道，长期口服此药，会影响脂溶性维生素的吸收，并刺激胃肠道肉芽组织增生，故不宜久服。

❹不宜长期服用大黄。大黄是治疗便秘的首选中药，其性味苦寒，主要用于实热型肠胃积滞、大便燥结等症。现代医学研究表明，大黄内含有大黄酸、大黄素、大黄素甲醚、芦荟大黄素等，还含有鞣质，能刺激大肠，增加肠的张力和蠕动，减少水分吸收，因而有泻下作用。但用量过多有可能出现恶心、腹泻、失水、失钾等，导致代谢紊乱。

❺不宜长期服用抗过敏药物。随着环境污染加剧，过敏性疾病越来越常见，抗过敏药物（主要是抗组胺药物）的使用也越来越多，包括苯海拉明、扑尔敏等。长期服用这些药物的教师要注意，这些药物可能导致便秘。

‖特别提醒‖

忌食莲子。因其收涩作用较强，食用后可使便秘病情加重。

忌食栗子。生栗子难以消化，熟栗子食后易滞气。

忌食芡实。其有补脾肾和固涩作用，习惯性便秘之人不宜多食久食。

忌食高粱。其性温热，所含的成分单宁有收涩的作用，食之必加重病情。

忌食石榴。石榴糖多并有收敛作用，感冒及急性炎症、大便秘结患者要慎食。

忌食辣椒。辣椒等辛辣温热食物会使胃肠燥热内积，津液不布，燥屎结滞。

忌食糖。糖能减弱胃肠道的蠕动，加重便秘症状。

忌食糯米。其有令人多热、大便坚硬的作用。

忌食柿子。其性寒收敛，含有鞣酸，食用后可减少肠液分泌而发生便秘。

忌食橄榄。其性平，味甘、酸、涩，多食易导致便秘。

3. 运动调理

适当的运动方式可舒缓精神，放松神经，缓解中枢神经系统对交感神经系统的不利影响，使副交感和交感神经对胃肠系统平滑肌的支配重塑平衡，结肠直肠的蠕动趋于正常。运动增强机体整体体质，提高机体代谢水平，因此能增强食欲、提高消化系统功能，解决大便秘结问题。现介绍几种运动方法，以供教师参考：

❶步行。步行在清晨进行，起床后即到户外快速步行半小时，体力较差者可在早餐后作 15 分钟左右的散步，然后喝一杯温开水上厕所。还可以定期外出徒步行走 2 千米。步行可以运动身体，和畅气血，促进运化，消除工作的紧张与疲劳，调剂精神，强身健体。

❷慢跑。慢跑一般在清晨或傍晚进行,每小时8千米,每次15~30分钟,中间休息1~2次,每次3~5分钟,以后可逐渐增加速度和持续时间。

❸跑和跳。跑和跳也可使肠道受到震荡,促进蠕动,有助于解除便秘。体力强者可以参加打球等运动。

❹划船。划船的划桨动作能使腹内压周期性地增高,刺激肠道蠕动。

❺水浴。一般用冷水浴,根据体质和环境条件可分别选用擦身、淋浴或到江河湖海去游泳等方式进行锻炼。

❻提肛锻炼。每日晨起及夜间入睡前,取下蹲大便姿势,身体略前倾,以每分钟50次左右的速度,进行肛门有规律的收缩-放松运动150次,每次时间3~4分钟,两个月为1个疗程。

❼转腰疗法。转腰法治疗便秘,简单易行,一般连续做10~15天即可收效。方法:两足分立呈外八字形,足距略宽于肩,两膝微屈,上身保持正直,两手叉腰,目视前方,肩膀放松,呼吸自然。这是预备姿势,接着开始转腰。以小腹部的转动为主,以肚脐为轴心,按顺时针和逆时针方向平转,连续做小幅度圆周运动。初练时运动量不宜大,每次以正反方向各转30~50圈即可。其后视身体情况和症状轻重,慢慢增加转动圈数,并提高速度。

‖特别提醒‖

转腰时动作宜和缓、连贯,重点要放在腰部和腹部。每天做1~3次,清晨锻炼最好,睡前和饭后不宜。

❽腹肌运动。通过腹部的一起一伏,可以达到按摩内脏的作用,增强胃肠的蠕动功能,促进排便。

屈腿运动:仰卧位,两腿同时屈膝提起,使大腿贴腹,然后还原。重复做 16 次。

举腿运动：仰卧位，双膝关节伸直，两腿同时举起，然后缓慢放下。重复做 16 次。

踏车运动：仰卧位，轮流屈伸双腿，模仿踏自行车的运动，动作要求略快而灵活，屈伸范围尽量大。重复做 16 次。

仰卧起坐：从仰卧位坐起，坐起后身体前倾，两手摸足尖。重复做 8 次。

❾拍打法。自然立正，双足平行，与肩同宽。以腰为轴，双手左右摆动，同时分别前后拍打小腹和腰骶部。拍打时，全身放松，打小腹部时用手掌，打腰骶部时用手背，共拍打 300 下。

❿捶腹法。边慢步行走，边握拳有节奏地捶击腹部，以感觉不痛为适度，每分钟捶击 30 下左右。每天捶腹 1 次，每次坚持半个小时，可使排便通畅。

4. 食疗方

患有便秘的教师要合理安排饮食结构，多吃富含膳食纤维的食物，多食蔬菜、水果。正常人每千克体重每天约需 100 毫克膳食纤维来维持正常排便，便秘者应适当增加其摄入量，多吃含膳食纤维的蔬菜、水果和谷物，如芹菜、韭菜、菠菜、丝瓜、香蕉、鸭梨及杂粮等。

另外，牛乳中含有丰富的乳糖和脂肪酸，不容易完全被消化吸收，可以润肠通便，特别是冷牛乳通便作用更好。冷开水、冷饮能刺激肠道，增加肠道蠕动，有人认为早上起床后喝一杯冷开水胜过吃通便药。此外，蜂蜜、黑芝麻、植物油也有良好的通便作用，可以适当服用。

以下为适合患有便秘的教师的食疗方：

（1）茶饮

❶杏仁奶茶。杏仁200克，白糖10克，牛奶250毫升。将杏仁去皮，磨细过滤，加入白糖和适量的清水，煮沸后加入牛奶即成。代茶饮服。润肺止咳，润肠通便。适用于肺虚咳嗽，便秘。

❷黄豆皮茶。黄豆皮120克。将黄豆皮放入砂锅中，加水煎取汁液，代茶频饮。润肠通便。适用于习惯性便秘。

❸蜂蜜茶。茶叶3克，蜂蜜2克。将茶叶放入茶杯中，加沸水冲泡，稍焖待凉后加入蜂蜜即成。温饮，每日1～2次。补中润燥。适用于便秘。

❹菜茶。取青菜汁100克煎煮至沸。代茶饮。通泻大便。适用于大便干燥坚硬、排出困难，以及小便次数减少而黄。

❺芝麻核桃茶。黑芝麻30克，核桃仁60克。将黑芝麻、核桃仁放入砂锅中，加水煎汤。代茶饮服，每日3次。润燥滑肠。适用于习惯性便秘。

（2）主食

❶金银饭。红薯100克，小米75克，大米125克。将小米、大米淘洗干净。红薯去皮洗净，切成方块，备用。将小米、大米先放入锅内，倒入适量清水，用旺火煮沸后，改用小火焖至八成干，加入红薯块焖至香熟即成。当主食食用。健脾通便。适用于脾虚便秘患者。

❷红枣猕猴桃饭。红枣50克，猕猴桃80克，粳米250克。将猕猴桃与红枣加水1000毫升，煎煮至约500毫升，加入淘净的粳米，用电饭煲煮至近熟时，把猕猴桃与红枣摆放在米饭的表层上，再煮熟即成。当主食食用。利肠通便，益气防癌，解毒健

脾。适用于便秘患者。

❸豇豆麦仁粥。大麦仁300克，豇豆100克，面粉100克，白糖适量。将大麦仁、豇豆分别去杂，用清水淘洗干净放锅内，加清水适量，用旺火烧沸后转用小火烧至大麦仁、豇豆开花，下入面粉调成稀糊，烧开即成。随意食用。补肾利水，健脾益胃，通便利肠。适用于便秘患者。

❹郁李仁粥。郁李仁15克，粳米100克。将洗净的郁李仁捣烂，加水研磨后绞取药汁，用小火煎煮后滤除残渣，取药汁放入砂锅中，加入淘洗干净的粳米，再加水900克，一同煮为稀粥。日服1剂，分数次食用。孕妇忌服。健脾益气。适用于习惯性便秘者。

❺红薯粥。鲜红薯250克，粳米200克。将红薯洗净切成块，与淘洗干净的粳米一同入锅，加水用旺火烧开，再转用小火熬煮成稀粥。日服1剂，分数次温热食用。健脾益胃，润肠通便。

❻双仁槟榔粥。制槟榔15克，郁李仁15克，火麻仁15克，糯米100克。将制槟榔捣末，郁李仁去皮研为膏；再将火麻仁以水研，滤取药汁，与淘洗干净的糯米一同入锅，加水用旺火烧开后转用小火熬煮，待粥将熟时入槟榔、郁李仁，搅匀即成。日服1剂，分数次食用。理气，润肠，通便。适用于便秘等症。

（3）汤羹

❶甜橙莲子羹。甜橙300克，莲子150克，白糖、湿淀粉各适量。将甜橙洗净，去皮去筋，切成丁。莲子装入碗内，上笼蒸熟后取出。炒锅上火，加入清水、白糖煮沸，撇去浮沫，用湿淀粉勾芡，放入莲子、甜橙，搅拌均匀，起锅装入汤盘即成。佐餐食用。开胃健脾，润肠通便。适用于便秘患者。

❷桂花银耳柑羹。蜜柑250克，银耳30克，白糖50克，湿淀粉、糖桂花各适量。将蜜柑洗净去皮。银耳用温水浸泡回软后，摘去根蒂，洗净，然后放入碗内，加少量清水，上笼蒸约1小时取出。炒锅上火，将蒸好的银耳连汤倒入，随后加入冰糖煮沸，撇去浮沫，之后放入蜜柑复煮沸，用湿淀粉勾芡，再放入糖桂花，出锅装碗即成。佐餐食用。醒酒生津，润肺止咳，利肠通便。适用于便秘患者等。

❸蜂蜜麻油汤。蜂蜜50克，麻油25克。将蜂蜜放入碗中，用竹筷不停地搅拌使其起泡，搅至蜂蜜泡浓密时，边搅边将麻油缓缓地掺入蜂蜜中，共同搅匀，再将约100克温开水徐徐加入，搅匀，搅至开水、麻油、蜂蜜呈混合液状即成。温热顿服。润肠通便，缓急解毒。适用于肠燥便秘、习惯性便秘。

❹山楂萝卜汤。生山楂10个，萝卜1个，食醋少许。将萝卜洗净切块，与洗净的生山楂、食醋一同放入砂锅内，加适量的水，煎汤。每日1剂，分3次服用，可同时吃山楂。润肠通便。适用于便秘。

四、便秘的治疗

1. 西医治疗

西医治疗方法，内服药物如蓖麻油、果导片、番泻叶等，增加肠蠕动；外用药物如开塞露等增加肠道分泌，还可以用盐水、肥皂水、温水等灌肠，使积留在大肠的粪便排出，达到清除肠内毒物、细菌和寄生虫，恢复肠道正常吸收和排泄功能的目的。另外，还有水疗法可以治疗便秘，但都必须在医生的指导下进行。

2. 中医按摩治疗

有些教师朋友因患慢性便秘长期依靠药物通便，给身心带来极大伤害。不妨巧用双手，坚持以下的自我按摩法，相信能起到安全通便的作用。

（1）按摩腹部

❶摩腹。仰卧于床上，将双手叠加按于腹部，按顺时针做环形而有节律的抚摸，力量适度，动作流畅。约3~5分钟。

❷按揉天枢穴。仰卧于床上，将双手中指指腹放在同侧的天枢穴上，中指适当用力，顺时针按揉1分钟。

天枢穴在脐中旁开2寸。

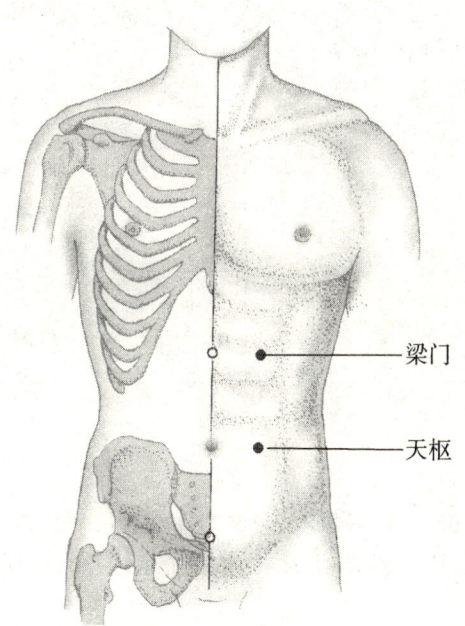

图4-1 天枢穴、梁门穴

❸掌揉中脘穴。仰卧于床上,左手的掌心紧贴于中脘穴上,将右手掌心重叠在左手背上,适当用力揉按1分钟。

中脘穴在前正中线上,脐上4寸。

❹推肋部。仰卧于床上,两手掌放在体侧,然后用掌根从上向下推两侧肋部,反复做1分钟。

❺按揉关元穴。仰卧于床上,用一手中指指腹放在关元穴上,适当用力按揉1分钟。

关元穴前正中线上,脐下3寸。

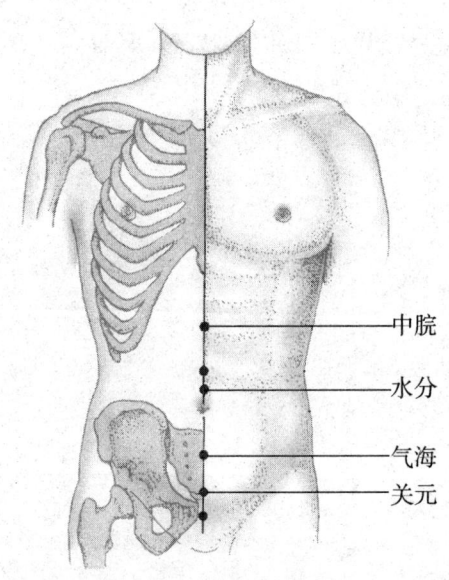

图4-2 中脘穴、水分穴、气海穴、关元穴

❻提拿腹肌。仰卧于床上,两手同时提拿捏腹部肌肉1分钟。

（2）按摩腰骶

❶推擦腰骶部。坐于床上，两手五指并拢，以掌根贴于同侧的腰骶部，适当用力自上而下地推擦数次，直至腰骶部发热为度。

❷按揉肾俞穴。坐于床上，两手叉腰，两拇指按于两侧肾俞穴上，适当用力按揉1分钟。

肾俞穴在第2腰椎棘突下，旁开1.5寸。

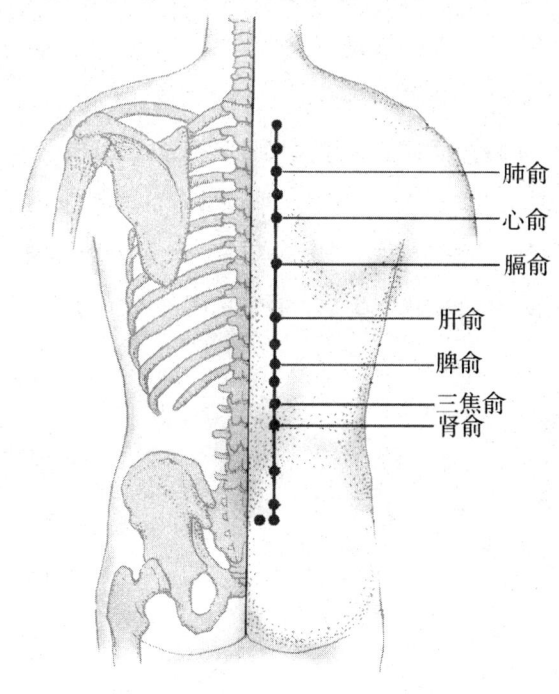

图4-3 背俞穴

(3) 按摩四肢

❶按揉合谷穴。以一侧拇指指腹按住对侧手合谷穴,轻轻揉按,以有酸胀感为宜,每侧1分钟,共2分钟。合谷穴是全身四大保健穴之一,也是清热止痛的良穴,可以有效缓解因便秘造成的头晕、饮食不振、情绪烦躁、黄褐斑、痤疮和腹痛等症。

合谷穴在手背,第1、2掌骨间,当第2掌骨桡侧的中点处。(图2-1)

❷按揉支沟穴。以一侧拇指指腹按住对侧支沟穴,轻轻揉按,以有酸胀感为宜,每侧1分钟,共2分钟。支沟穴是治疗便秘的特效穴。

支沟穴在腕背横纹上3寸,尺骨与桡骨正中间。

❸按揉足三里穴。坐于床上,两膝关节自然伸直,用拇指指腹按在同侧的足三里穴上,适当用力按揉1分钟,感觉酸胀为度。

足三里穴在犊鼻穴下3寸,胫骨前嵴外1横指处。

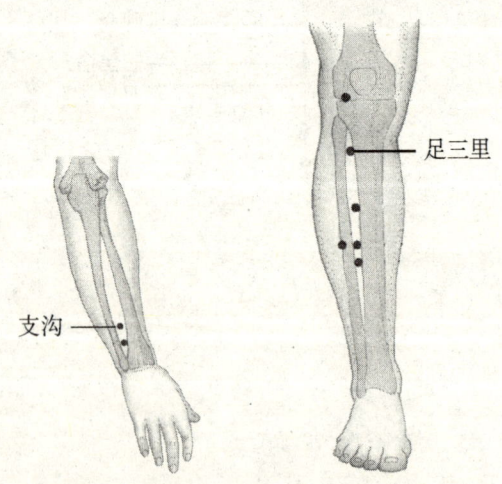

图4-4 支沟穴、足三里穴

❹按揉三阴交穴。坐于床上，两膝关节自然伸直，用拇指指腹按于同侧的三阴交穴上，适当用力按揉 1 分钟，感觉以酸胀为度。

三阴交穴在内踝尖上 3 寸，胫骨内侧面后缘。

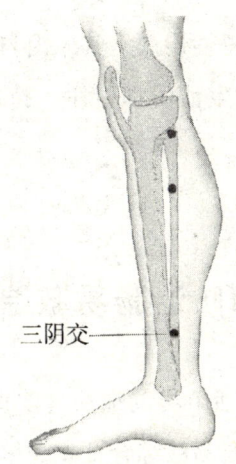

图 4-5　三阴交穴

以上的自我按摩法能调理肠胃功能，锻炼腹肌张力，增强体质，尤其适于慢性便秘的教师朋友。但必须坚持早晚各按摩一遍，手法应轻快、灵活，以腹部按摩为主。

3. 中成药治疗

中医认为，导致便秘的原因很多，归纳起来为燥热内结、津液不足、情绪波动、气机郁滞以及过度疲劳、身体虚弱、气血不足等。根据病因不同，又分为实秘与虚秘。

根据辨证不同，中成药的选用亦不同。气滞证便秘可服用六味安消胶囊、四磨汤口服液、木香槟榔丸、枳实导滞丸等；实热证便秘可服用通便灵、牛黄上清丸、牛黄解毒丸、牛黄清火丸、栀子金花丸、番泻叶冲剂、新清宁片、防风通圣丸等；虚实夹杂证便秘可服用麻仁润肠丸、麻仁滋脾丸、麻仁软胶囊等；阳虚便秘可服用苁蓉通便口服液、补中益气丸、半硫丸等。需要在医生的指导下用药。

便秘是比较顽固的慢性疾病，其原因与体质和生活习惯都有关。因此防治上要多从生活习惯着手，持之以恒。每天大便通畅，身体自然健康。

第四节　教师防治肠易激综合征的智慧

随着近年来人们生活节奏的加快、饮食结构的改变，神经、精神、感染因素，致使肠易激综合征发病率有上升趋势。教师这个长期处于高压状态的人群发病率尤其高。虽然肠易激综合征会带来很多不适和痛苦，但它不会永久性损伤肠道，也不会导致肠道出血或任何严重的疾病，如癌症。通过饮食调整、压力调节和医生开出的处方药，大多数人能够控制病情。但不幸的是，对于某些教师来说，肠易激综合征会严重影响他们的生活。也许严重影响工作，无法参加社会活动，甚至都无法进行短途旅行。所以还是要引起广大教师的注意。

一、什么是肠易激综合征

肠易激综合征（IBS）这个术语通常用于描述未能找到明确病因的慢性结肠问题。常见的症状包括腹泻和便秘交替出现、胀气、肠绞痛、饭后腹部不适、大便时感觉不舒服以及经常感到肠道里有大便存在。尽管存在这些令人苦恼的症状，但是肠易激综合征患者的肠道在检查时并未发现明显病理改变。

二、帮助教师找病因

1. 精神紧张

研究认为，本病症状发作或加重均与情绪紧张有关。焦虑、抑郁、激动、恐惧等情绪不安因素刺激机体，影响了自主神经功能，引起结肠和小肠的运动功能改变及分泌功能的失调。由于教师的工作压力大，经常处于精神紧张状态，很容易导致本病的发生。

2. 饮食因素

食物本身并不引起肠易激综合征。肠易激综合征患者可因乳糖酶缺乏发生乳糖类消化不良，可因进食刺激性食物发作，也可能对某种或多种食物不耐受，致使肠腔扩张和肠蠕动正常功能发生紊乱而发病。

3. 遗传因素

肠易激综合征有明显的家族聚集倾向。国外33％的患者有家族史，国内与此接近，而且同一家族中肠易激综合征患者的临床表现雷同。

4. 感染因素

约1/4肠易激综合征患者的症状起自胃肠炎、痢疾或其他直接影响胃肠功能的疾病。研究认为,各种细菌、病毒感染因素可引起肠黏膜下巨细胞或者其他炎性细胞释放细胞因子,这些细胞因子可能引起肠道功能紊乱而发生肠易激综合征。

除上述因素之外,体内微量元素的改变、气候变化等均可诱发和加重病情。总之,各种因素最终导致结肠分泌和吸收功能紊乱,以及肠道动力学改变而发生本病。

三、肠易激综合征的自我诊断

肠易激综合征多起于 20~30 岁之际,引起症状发作,而且不定期反复,在中晚年初发极少。症状常见于清醒时,极少发生于熟睡的患者。症状可因应激或食物摄入所触发。根据发病的主要症状不同,主要分为以下几个类型:

1. 便秘型

伴有周期性便秘与较频繁的正常大便交替,大便经常有白色黏液,疼痛呈绞窄样,阵发性发作,或持续性隐痛,排便后可缓解。进食常会促发症状,也可以出现腹胀、恶心、消化不良和烧心等症状。

2. 腹泻型

特别是在进食刚开始或结束时出现突发腹泻。夜间腹泻很少,常有疼痛、腹胀和直肠紧迫感,也可出现大便失禁等情况。

3. 腹泻便秘交替型

一些人便秘和腹泻可以交替出现。便秘和腹泻通常有痉挛性的疼痛，有时排便伴有黏液。

另外还可能有食道堵塞感、恶心、胸骨后烧灼感、打嗝和胀满等食道－胃表现，以及心慌、乏力、多汗、失眠等自主神经功能紊乱的表现。

教师朋友注意了，在出现大便频率改变、大便性状改变、排便过程改变、黏液便、腹部胀气或腹胀感的症状后尚不能诊断为肠易激综合征。必须排除器质性病变后，才能诊断为肠易激综合征。

四、肠易激综合征的预防与保健

1. 日常护理

❶教师朋友们应该适当参加文体活动，积极锻炼身体，增强体质，预防疾病。要知道预防疾病比治疗疾病更重要。

❷对可疑不耐受的食物，如虾、蟹、牛奶、花生等尽量不食，辛辣、冰冻、油腻生冷食物及烟酒要禁忌。同时避免泻药及理化因素对肠道的刺激。饮食定量，不过饥过饱，养成良好的生活习惯。

❸本病多在思想负担沉重、情绪紧张、焦急、愤怒、抑郁等情况下发病。因此，避免精神刺激，解除紧张情绪，保持乐观态度是预防本病的关键。

❹少食多餐。腹泻的教师应食少渣、易消化、低脂肪、高蛋白的食物；便秘的教师应食多纤维蔬菜、粗粮等，养成定时排便的习惯。避免过食生冷及刺激性食物。

❺每天喝六到八杯水很重要，特别是当您患有便秘或者增加了纤维摄入时。但是喝碳酸饮料会导致胀气和不适。

| 特别提醒 |

注意饮食卫生，避免感染因素刺激肠道：

把好食品采购关。应选择新鲜食物，病死的家禽、家畜、不新鲜的水产品不要购买。对于盐腌过的食品也不能掉以轻心，要检查是否有腐败变质。

烹调时，炊具要注意消毒，生熟食品用的炊具要分开。下厨者也要注意个人卫生，要勤剪指甲勤换衣服。同时，餐具应该严格消毒。

凉拌菜宜少吃，吃时应洗净，并用冷开水冲洗。瓜果宜洗净去皮再吃。

夏季不宜举行家宴，饭菜应现做现吃。如有剩余，第二天应煮透再吃。但即使煮透，有些细菌的毒素仍不能被破坏，如葡萄球菌肠毒素在煮沸后30分钟仍保存其致病性。

充足的睡眠和丰富的营养有助于增强体力，也有助于预防肠道疾病。

2. 饮食禁忌

（1）避免过度饮食

一日三餐应当做到定时定量，不要饥饱不均。专家指出，规律而有节制的饮食方式有利于肠道消化吸收功能平衡，而无节制的过度饮食，特别是暴饮暴食，则可引起肠道功能严重紊乱，诱使肠易激综合征患者病情复发或加重。

（2）防止大量饮酒

酒精可造成肠道运动及消化吸收功能障碍，加重腹胀、腹痛症状，大量饮酒还可刺激肠黏膜，降低局部抵抗力而造成肠黏膜损伤，加重消化不良及腹泻。因此，患有肠易激综合征的教师，一定要彻底戒酒，务必做到滴酒不沾。

（3）不要喝咖啡

对胃肠道来说，咖啡是一种刺激性饮料，与酒精一样可引起肠道的运动及消化功能障碍，加重腹胀、腹痛症状。所以，患有肠易激综合征的教师最好避免饮用咖啡。

（4）不吃高脂饮食

患有肠易激综合征的教师的饮食要以清淡、易消化、少油腻为基本原则。任何情况下的高脂饮食都可造成消化功能减退，加重肠胀气症状，且易诱发便秘。因此，患有该病的教师要限制脂肪的摄入，尤其要严格限制动物脂肪的摄入。

（5）少吃产气食物

产气食物进入肠道后，经肠道细菌的分解，可产生大量气体，引起肠道扩张和肠蠕动缓慢，可致患者出现肠胀气、腹痛、便秘或腹泻等症状。研究表明，碳酸饮料、豆类、薯类、甘蓝、苹果和葡萄等都属于产气食物，患有肠易激综合征的教师必须严格限制食用这些食物。

3. 食疗方

中医饮食疗法可调整肠道的蠕动、分泌与吸收，还可调整肠道菌群的失调，更重要的是可以调整人的精神情绪，对患有肠易激综合征的教师将会有很大的帮助。

❶八宝薯蓣糕。鲜山药250克，赤小豆150克，芡实米30克，白扁豆、云茯苓各20克，乌梅4枚，果料及白糖适量。将赤小豆制作成豆沙，加适量白糖。将云茯苓、白扁豆、芡实米研成

细末，加少量水蒸熟。鲜山药煮熟去皮，加入茯苓等煮熟的药粉，拌成泥状，在盘中薄薄铺上一层，再将豆沙铺一层，如此铺六七层，成千层糕状。最外层上面点缀适量果料，上锅蒸熟取出。以乌梅白糖熬成浓汁，浇在糕上即可食用。健脾和中，止泻开胃。适用于慢性腹泻。

❷煨红薯。红薯1个，约250克。用黄土调水和匀，包好，置灶内煨熟，去泥去皮。每日1个，可随意常食。益脾止泻，适用于慢性腹泻。

❸珠玉二宝粥。生山药、生苡仁各60克，柿饼30克。先把苡仁煮至烂熟，然后将山药捣碎，柿霜饼切成小块，同煮成糊粥。本食疗方适合于慢性腹泻。

❹决明蜂蜜饮。决明子30克，净蜂蜜30克。先将草决明挑选，去除杂物，然后放进砂锅内微炒，将其打碎，再放进砂锅内，加进适量清水用文火煎。煎好后，取药汁，放入蜂蜜拌匀，早晚各服一次。本食疗方适合于阴津不足，肠燥便秘。

❺桂芪粥。肉桂6克，黄芪30克，炙甘草9克，大米100克，白糖适量。先用清水将黄芪洗净粉尘备用，大米用清水洗净备用。以上材料准备就绪后，将黄芪、肉桂、炙甘草一同放进砂锅内，加水600毫升，用中火煮20分钟，然后捞出药渣，将大米加入药汁中一同煮粥。待粥将熟时，加入适量白糖调匀，稍煮即可。本食疗方适用于虚寒性慢性腹泻。

❻荔肉莲子山药粥。干荔枝肉50克，山药、莲子各10克，大米50克。将干荔枝肉、山药、莲子捣碎，加水适量煎煮至烂熟时，加大米煮粥。健脾止泻。

❼薏苡仁粥。净苡仁30克，大米30克。苡仁与大米同煮成

粥。本食疗方适合于慢性腹泻。

❽莲山粉。莲子肉500克，淮山药500克，薏苡仁500克，芡实500克。先将莲子肉、淮山药、薏苡仁、芡实分别放进砂锅内，用文火炒至略焦黄，然后将各种药物分别放进打粉机内打成药粉，再将这四种药粉混和，用干燥的玻璃瓶装起。每次服用30克，用温开水调成稀糊状服食，每日数次。本食疗方适用于脾虚腹泻。

❾焦米粥。粳米100克。先用清水洗净粳米，然后将粳米放进砂锅内，用文火炒至焦黄色，然后加进适量清水，用文火煮成稀粥，待温后服食。每日可服2~3次。本食疗方适用于脾虚泄泻、消化不良。

❿拌菠菜。菠菜100克，麻油适量。将菠菜用开水烫熟，加入麻油拌匀后食用。适用于大便不畅者。

⓫蓉桃粥。肉苁蓉30克，胡桃肉10克，粳米100克。先将肉苁蓉煎汤，然后去药放入粳米及打碎的胡桃肉，共煮成粥。每日服2次，每次服1小碗。适用于肾虚便秘、腰酸腿软者。

⓬桃芝蜜。核桃仁、芝麻、蜂蜜各50克。先将核桃仁打碎与芝麻一起炒熟，然后调入蜂蜜，拌匀后食用，每日2次，每次2匙。适用于气血不足引起的便秘。

4. 按摩保健

足部反射区按摩可调节胃肠功能，起到很好的预防和保健作用。以平补平泻法为主按摩肾、输尿管、膀胱、甲状旁腺、胃肠反射区10分钟，再以泻法按摩直肠、肛门反射区10分钟。该法简便易行，各位教师朋友可以自己尝试。所谓补泻法，推拿的补法就是顺时针按摩，泻法就是逆时针按摩。

五、肠易激综合征的治疗

1. 西医治疗

养成良好的生活习惯。饮食上避免诱发症状的食物，因人而异，一般而言宜避免产气的食物如乳制品、大豆等。高纤维食物有助改善便秘。对失眠、焦虑者可适当给予镇静药。

药物治疗主要是胃肠解痉药、抗胆碱药物、止泻药等对症治疗。另外，肠道菌群调节药如双歧杆菌、乳酸杆菌等制剂，可纠正肠道菌群失调，对腹胀、腹泻有效。胃肠动力双向调节剂如马来酸曲美布丁片直接作用于胃肠道平滑肌，调节胃肠动力紊乱。

药物的选用最好在临床医生的指导下应用，比较安全。而且以上药物均不宜长期服用，从病因上解决问题才能真正治愈和预防该病。

2. 中医治疗

（1）中成药治疗

临床上可根据辨证选用中成药，如痛泻宁颗粒、四神丸及麻仁软胶囊等，但须在医院医生的指导下选用。

（2）艾灸治疗

中药饼（附子、肉桂、黄连、木香、红花、丹参等药）在中脘、气海、足三里、大肠俞、天枢、上巨虚等穴位上作隔药饼灸治疗。隔药饼灸对腹痛、腹泻、腹胀、腹部压痛等症状的改善尤为明显。一般认为隔药灸治疗肠易激综合征应坚持一定的疗程。患有肠易激综合征的教师做隔药灸治疗应当在医生的指导下进行，如配合针刺治疗，疗效更显著。

（3）外敷法治疗

❶食盐 60 克炒热，装在布袋里煨肚脐周围，治虚寒腹痛，腹泻。

❷胡椒粉填满肚脐，纱布覆盖，隔日更换 1 次，治疗虚寒泄泻。

❸蛇床子、吴茱萸，研末敷肚脐，24 小时更换 1 次，治疗久泻。

❹大黄末 10 克，芒硝 40 克，以适量黄酒调敷肚脐，纱布覆盖，胶布固定，再用热水袋热敷 10 分钟左右，可使大便排出，治疗实热便秘。

（4）中药泡脚治疗

人们常说"春天洗脚，升阳固脱；夏天洗脚，暑湿可祛；秋天洗脚，肺润肠濡；冬天洗脚，丹田温煦"。泡脚是一个家喻户晓的预防保健方法，中药泡脚就是用熬好的汤药泡脚，此法安全、无痛苦、无毒副作用而且疗效很好，对于教师朋友们来说可操作性强。

❶泡脚水的温度要求：一般来说，泡脚水的温度以 38~43℃为宜，但最好不要超过 45℃。

❷泡脚容器的要求：质地：应无害、安全、保温性能好。高度：一般泡脚盆的高度最好超过 20 厘米，最好没过踝关节，也可以购买足浴器。

❸泡脚时间的要求：晚上睡前 1 次。因为睡前泡脚对消除疲劳大有好处，可使人睡得更甜，容易进入"倒床不复闻钟鼓"的境界。常言说"饭后三百步，睡前一盆汤"，"睡前洗脚，胜吃补药"。每次泡脚时间一般为 30 分钟以上。

❹患有肠易激综合征的教师可根据情况选用下列泡脚配方：

腹痛欲泻，泻后痛减，嗳气食少，易烦怒，善太息，舌淡红，苔薄白，脉细弦。炒白芍30克，炒白术、防风、陈皮、枳壳、鸡内金、广木香各10克，太子参15克，柴胡、蝉蜕、甘草各6克。用上药加水1000毫升，煎至600毫升，去渣后倒入足浴盆，每晚睡前泡脚30～40分钟。

形寒肢冷，腹中冷痛，大便溏薄，日行3～4次，或五更即泻，泻后腹安，腹胀纳呆，喜温乏力，舌质淡，舌体胖，苔薄白，脉沉细。党参15克，煨肉豆蔻、补骨脂、炒白术、诃子、巴戟天各10克，炒白芍、薏苡仁各30克，干姜10克，炙甘草、木香、砂仁各6克。用上药加水1000毫升，煎至600毫升，去渣后倒入足浴盆，每晚睡前泡脚30～40分钟。

大便量少秘结，腹胀痛，伴有口干烦躁，舌红少苔或苔黄津少，脉弦或微弦数。生地黄、玄参各30克，枳实、厚朴、大黄、栀子各10克，槟榔、杏仁各10克，火麻仁20克，生甘草6克。用上药加水1000毫升，煎至600毫升，去渣后倒入足浴盆，每晚睡前泡脚30～40分钟。

‖特别提醒‖

泡脚的注意事项：注意卫生，最好各自用各自的浴器；切忌三天打鱼、两天晒网，要坚持不断才能更多受益；患有某些急性感染性疾病禁止泡脚；患有出血性疾病禁止泡脚，急性外伤出血如泡脚会引发意外，后果不堪设想。

以上提到的可操作性的治疗方法，长期坚持会收到意想不到的效果。需要说明的是，保持健康的生活方式及舒畅的心情是防治肠易激综合征的最佳方法，应该引起广大教师足够的重视。

第五节 教师防治痔疮的智慧

教师的工作同每个家庭,每个儿童、少年、青年息息相关。在人类社会的发展和进步过程中,教师起着巨大的作用。教师是人类灵魂的工程师,是人类文明的传播者和建设者。人类文明发展的连续性,有赖于一代又一代教师的劳动。

然而有些辛勤的园丁们,平时却忍受着很大的痛苦。因为职业的原因,教师每天都要站立好几个小时,在传播知识的同时,肛肠疾病也盯上了教师朋友。

长期久站容易引起痔疮,这是因为,由于受到地心引力的影响,人在站立时直肠静脉丛的血液回流就会受阻,血管因承受巨大的压力而出现扩大、曲张,久之形成痔疮。正是因为这样,痔疮才成为了教师群体中的多发病。痔疮的最主要症状有出血、疼痛、排便困难等。大便时反复多次的出血,会使身体丢失大量的铁,引起缺铁性贫血。痔疮一旦形成,危害很大。痔核脱出肛门外,分泌物增多,诱发肛门瘙痒症或肛门湿疹。女性患者还会导致妇科疾病的发生。所以正确认识痔疮,防治该病的发生,对教师有着很重要的意义。

一、什么是痔疮

肛肠痔瘘病俗称痔疮,是人类特有的常见病、多发病。据有关普查资料表明,肛门直肠疾病的发病率为59.1%,痔占所有肛肠疾病中的87.25%,其中又以内痔最为常见,占所有肛肠疾病的52.19%。男女均可得病，女性的发病率为67%，男性的发病率为53.9%，女性发病率高。任何年龄都可发病，并可随着年龄的增加而逐渐加重，故有"十人九痔"之说。痔疮是人体直肠末端黏膜下和肛管皮肤下静脉丛发生扩张和迂曲所形成的柔软静脉团。多见于经常站立者和久坐者。通常由于排便时持续用力，造成此处静脉内压力反复升高，静脉迂曲扩张。如果患有痔疮，肛门内扩张扭曲的静脉壁就会变得很薄，因此排便时极易破裂。内痔发生在肛管齿状线以上，如果扩张的静脉位于齿状线以下，这种曲张的静脉就叫外痔。外痔是由痔外静脉丛曲张或肛缘皱襞皮肤发炎、肥大、结缔组织增生或血栓瘀滞而形成的肿块。无论内痔还是外痔，都可能发生血栓。在发生血栓时，痔中的血液凝结成块，从而引起疼痛。

痔疮最主要的症状是便血和脱出。大便时反复多次地出血，会使体内丢失大量的铁，引起缺铁性贫血。因痔疮失血而导致的缺铁性贫血，一般发展缓慢，早期可以没有症状或症状轻微，贫血较重或进展较快时，则会出现面色苍白、倦怠乏力、食欲不振、心悸、心率加快和体力活动后气促、浮肿等，一些患者可出现神经系统症状如容易激动、兴奋、烦躁等，有人认为是细胞内含铁酶缺乏所致。以上这些症状均可经过纠正贫血、治疗痔疮后消失。因此教师若发现患有痔疮，应尽早治疗，以免出现上述症状，使治疗复杂化。

二、帮助教师找病因

教师为痔疮的多发人群，原因有以下几个方面：

1. 缺乏运动

教师因为久站或久坐,常常会影响静脉回流,使盆腔内血流缓慢和腹腔内脏器充血,引起直肠静脉过度充盈,静脉壁张力下降,血管容易淤血扩张。又因运动不足,肠蠕动减少,粪便下行迟缓,或习惯性便秘,压迫和刺激静脉,使局部充血和血液回流障碍,引起直肠静脉内压力升高,静脉壁抵抗力降低,从而形成痔疮。

2. 便秘

前面一节中提过,教师常常容易便秘,大便秘结使结肠内长期滞留有毒物质,这样不仅可引发结肠癌,且粪便堆积,影响血液循环。用力解出干燥粪块,必然会使肛门承受较大压力,发生淤血、肿胀、裂口等一系列变化。

三、痔疮的自我诊断

痔疮分为内痔、外痔与混合痔,每种类型的主要症状有区别,教师朋友可以根据症状自我判断是哪种类型。

内痔发生在肛管齿状线以上,一般不痛,以便血、痔核脱出为主要症状,严重时会喷血,痔核脱出后不能自行还纳,还有大便困难、便后擦不干净、有坠胀感等。根据内痔病变程度和临床表现又可分为三期:一期内痔排便时带血,无脱垂,齿状线上黏膜呈结节状隆起;二期内痔便时带血、滴血或射血、痔核脱出,便后可自行还纳;三期内痔排便时或咳嗽、劳累、负重引起腹压增加时,均发生内痔脱出,并需用手还纳。

外痔位于齿状线以下，以疼痛、肿块为主要症状，肛门周围长有大小不等、形状不一的皮赘。根据其病理特点不同，又可分静脉曲张性、结缔组织性、血栓性及炎性四种。其中以炎性外痔最多见，主要表现为肛缘皮肤皱襞突起，红肿热痛，水肿、充血明显，有压痛，排便时疼痛加重，并有少量分泌物，有的可伴有全身不适和发热。

混合痔兼有内外痔双重特征，临床以直肠黏膜及皮肤脱出、坠胀、疼痛、反复感染为主要症状。

四、痔疮的预防与保健

1. 养成良好的生活习惯

痔疮的发病率很高，患有痔疮的教师经手术治疗或其他疗法治疗后，复发率亦较高。究其原因，除治疗不彻底外，不注意痔疮的预防保健，也是重要的因素。痔疮的预防保健，主要有以下几个方面：

（1）加强锻炼

教师平时有时间应多参加一些体育活动如广播体操、太极拳、气功、踢毽子等，能够增强机体的抗病能力，减少疾病发生，对于痔疮也有一定的预防作用。这是因为体育锻炼有益于血液循环，可以调和人体气血，促进胃肠蠕动，改善盆腔充血，防止大便秘结，预防痔疮。也可以用自我按摩的方法改善肛门局部血液循环。方法有两种：一种是临睡前用手自我按摩尾骨尖的长强穴，每次约5分钟，可以疏通经络，改善肛门血液循环；另一种方法是用意念，有意识地向上收缩肛门，早晚各1次，每次做

30次，这是一种内按摩的方法，有缓解淤血，锻炼肛门括约肌，升提中气的作用。经常操作，可以改善痔静脉回流，对于痔疮的预防和自我治疗均有一定的作用。

（2）预防便秘

正常人每日大便1次，大便时间有早、中、晚饭后的不同习惯。正常排出的大便是成形软便，不干不稀，排便时不感到排便困难，便后有轻松舒适的感觉，这表明胃肠功能良好。如果大便秘结坚硬，不仅排便困难，而且由于粪便堆积肠腔，肛门直肠血管内压力增高，血液回流障碍而使痔静脉丛曲张形成痔疮。为防止大便秘结，应注意以下几点：

❶合理调配饮食。既可以增加食欲，纠正便秘，改善胃肠功能，也可以养成定时排便的习惯。日常饮食中可多选用蔬菜、水果、豆类等含维生素和纤维素较多的饮食，少食辛辣刺激性的食物如辣椒、芥末、姜及酒等。

❷养成定时排便的习惯。健康人直肠内通常没有粪便，随晨起起床引起的直立反射，早餐引起的胃-结肠反射，结肠可产生强烈的"集团蠕动"，将粪便推入直肠，直肠内粪便蓄积到一定量，便产生便意。所以最好能养成每天早晨定时排便的习惯，这对于预防痔疮的发生有着极重要的作用。有人认为晨起喝1杯凉开水能刺激胃肠运动，预防便秘。另外，晨起参加多种体育活动，如跑步、做操、打太极拳等都可以促进排便。当有便意时不要忍着不去大便，因为久忍大便可以引起习惯性便秘。排便时蹲厕时间过长，或看报纸、或过分用力，这些都是不良的排便习惯，应予纠正。

（3）保持肛门周围清洁

肛门、直肠、乙状结肠是贮存和排泄粪便的地方，粪便中含有许多细菌，肛门周围很容易受到这些细菌的污染，诱发肛门周围汗腺、皮脂腺感染，而生疮疖、脓肿。女性阴道与肛门相邻，阴道分泌物较多，可刺激肛门皮肤，诱发痔疮。因此，应经常保持肛门周围的清洁，每日温水熏洗，勤换内裤，可起到预防痔疮的作用。

预防痔疮的方法很多，只要注意在日常生活中认真去做，不仅可以预防和减少痔疮的发生，对于已经患有痔疮的教师，也可以使其症状减轻，减少和防止痔疮的发作。

2. 饮食宜忌

痔疮的形成和迁延不愈与饮食有很大的关系，所以饮食调理和纠正不良的饮食习惯是预防及治疗痔疮的重要措施。要节制辛辣刺激性食物，避免过食烧烤、肥腻、坚硬不易消化的食物，这些食物可使肠胃壅滞、经络不舒、血脉不畅、湿热下注，或损伤肠道黏膜，从而造成痔疮。要积极地预防便秘，经常吃些粗粮、杂粮，及含粗纤维多的新鲜蔬菜、水果，如：芹菜、青菜、菠菜、卷心菜、橘子、梨、无花果等，能促进肠蠕动。咀嚼功能好的可多吃些凉拌菜，多饮水，吃些果冻、肉冻之类的食物，以使粪便软而润滑，便于排出。

❶宜常取食易于消化、质地较软的食物。

❷力求大便通畅，宜食用富含纤维素的食物，如：新鲜蔬菜、水果、银耳、海带等。

❸宜摄取具有润肠作用的食物，如：梨、香蕉、菠菜、蜂

蜜、芝麻油及其他植物油、动物油。

❹宜选用性质偏凉的食物，如：黄瓜、苦瓜、冬瓜、西瓜、藕、笋、芹菜、菠菜、莴苣、茭白、蕹菜、茄子、丝瓜、蘑菇、鸭蛋、鸭肉等。

❺久治不愈、长期出血、体虚者，宜适当进食滋补性食品，如桂圆、红枣、莲子、百合、牛奶、芝麻、蜂蜜、核桃等。

❻禁食辛辣刺激、油腻、煎炸熏烤及热性食品，如：羊肉、狗肉、生蒜、生葱、辣椒等，同时也应禁烟、禁酒。

❼忌食辛辣刺激性的食物，忌食燥热、肥腻、煎炒等助热助湿的食品，忌食发物和烟酒。

3. 食疗方

（1）药粥

❶槐花糯米粥。槐花10克，糯米50克。先煎槐花去渣取汁，用药汁煮糯米成粥，加白糖少许调味。每日1次，可常服食。

❷菠菜粥。新鲜连根菠菜150克，粳米100克。洗净菠菜，用手撕碎，与粳米同入砂锅内，加水800毫升，煮至米烂粥稠，停火去盖，每日早晚餐时顿服。可治便血及大便涩滞不通。

❸木耳粥。白木耳或黑木耳均可，取50克用清水浸泡数小时。取50克糯米，洗净后混合木耳入锅，加砂糖适量，再加水400毫升，用文火煮至米烂粥稠，再焖5~7分钟，每日晨起空腹温热食之。可治大便干结、便血、痔疮等症。老幼皆宜，但孕妇不宜。

❹阿胶糯米粥。阿胶30克，糯米100克，红糖50克。先煮糯米粥，将熟加入阿胶、红糖，边煮边搅匀。每天1次，连服

3~5天。治痔疮出血。

❺桑葚糯米粥。桑葚30克，糯米100克，冰糖20克。先煎桑葚去渣取汁，用药汁煲糯米成粥，加冰糖稍煮溶化即可。每天2次空腹食用。连服5~7天。有滋补肝肾、养血功效，适用于痔疮下血，烦热消瘦等。

❻红薯粥。新鲜红薯250克切碎，粳米200克，白糖适量，加水2000毫升，煮成粥。早晚温热顿服，可治便血和大便秘结。

❼无花果粥。粳米50克，加水450毫升，大火煮粥，待粥将熟时，加入无花果粉20克，改用文火稍煮片刻即可。每日早晚餐温热服食，5~7天为1个疗程。治痔疮肿痛及痔疮出血。

（2）菜谱

❶黑木耳5克，柿饼30克。将黑木耳泡发，柿饼切块，同加水煮烂，每日1~2次。有益气滋阴、祛瘀止血功效，适用于痔疮出血。

❷鲜荸荠500克，红糖90克，加水适量，煮沸1小时，饮汤，吃荸荠，每日一次。有清热养阴的功效，适用于内痔。

❸黄鳝100克，去内脏切段，加调料水煮，食肉饮汤。有补中益气、清热解毒、祛风除湿之功效，适用于肠风下血。

❹蕹菜2000克，蜂蜜250克。将蕹菜洗净、切碎、捣汁，放锅内，先以武火，后以文火加热煎煮浓缩，至较稠时加入蜂蜜，再煎至黏稠时停火，待冷装瓶备用。每次以沸水冲化饮用1汤匙，每日两次。有清热解毒、利尿、止血功效，适用于外痔。

❺桑寄生3克，粳米50克。先煎桑寄生，去渣取汁，和米煮粥，空腹服用。有祛风活血作用，用于肠风痔血。

❻苍耳子15克，粳米100克。先煎苍耳子，去渣，后入米煮

粥，空腹服用。功效祛风消肿，适用于痔疮下血，老人目暗不明。

❼牛脾1具，粳米100克。每次用牛脾150克，细切，和米煮粥，空腹食之。健脾消积，用于脾虚食滞，兼治痔疮下血。

❽无花果（干品）100克，猪瘦肉200克，加水适量，放入砂锅内，隔水炖熟，调味即可。每日服两次。可养胃理肠、清热解毒，适用于痔疮以及慢性肠炎。

❾丝瓜250克，猪瘦肉200克。将丝瓜切块，猪瘦肉切片，加水适量煲汤，每日2~3次，用食盐调味，佐膳。有清热利肠、解暑除烦功效，适用于内痔便血初期。

（3）预防痔疮的食物

对痔疮有预防作用的食物有哪些呢？一般来讲，诸如赤小豆、槐花、黑芝麻、肉苁蓉、猪大肠、羊大肠、鳖肉、胡桃肉、竹笋、蜂蜜等食物对预防痔疮都有较好的效果。

❶黑芝麻。有特殊香味。芝麻酱是很好的食品，具有滋补肝肾、乌须发、润肠通便的功效。患有痔疮的教师兼有便秘时，可长期服用。其有软大便、减轻痔疮出血和脱出的作用。

❷竹笋。含大量纤维素，有加强排便、利肠顺气作用。患有痔疮的教师食用可通调大便。

❸猪、羊等动物的大肠。有以肠补肠，治便血、痔疮功效。用猪大肠、羊大肠配成的脏连丸等，是治痔良药。据现代科学研究，动物大肠中有一种特异蛋白质，提取后用于痔疮，有止痛、止血、消肿的良好作用。

❹蜂蜜。可清热补中、润燥滑肠、解毒止痛，是痔疮患者补益及润肠通便的佳品。

❺肉苁蓉。新鲜肉苁蓉质轻肉丰，做菜或炖肉吃味道鲜美，具有补肾壮阳、润肠通便功效。适合体质较虚的教师便秘，痔疮脱出、出血。

❻槐花。味道甘甜而香。新鲜槐花可以做凉菜、包饺子。具有凉血、止血、消痔的功效。可以在槐花开放前，采摘未开放的花蕾（药名叫槐米），用开水略煮后当凉菜吃，或做馅包饺子吃。还可多采一些放通风阴凉处晾干后，做菜或代茶服。

❼鳖肉。有滋阴益阳、大补气血、散结化瘀功效，是人们常食用的补品。适于痔疮出血日久，气血双虚的教师。

❽胡桃肉。味甘美而富含脂类。具有补肾、温肺、润肠功效。食用可润肠通便补虚，减轻痔疮脱出、流血症状。

❾蛤蜊。性寒，味咸。蛤蜊肉能润五脏，软坚消肿。痔疮患者宜用蛤蜊肉经常煮食。

❿螺蛳。性寒，味甘，能清热、利水，治疗痔疮。

⓫蚌肉。性寒，味甘咸，有清热、滋阴、解毒的作用，适宜湿热痔疮者煮食或煨汤服。

⓬泥鳅。补中气，祛湿邪。既营养，又疗痔。久痔体虚、气虚脱肛者宜常食之。古人认为泥鳅肉"暖中益气，解毒收痔"。民间有用鳅鱼同米粉煮羹食用，治疗痔疮脱垂，可起到"调中收痔"的效果。

⓭鳗鲡。俗称白鳝。性平，味甘，能补虚羸、祛风湿，对体弱气虚痔疮患者，最为适宜。鳗鲡鱼含有丰富的蛋白质、营养滋补价值极高，它的补虚疗痔功效为历代医家称赞。

⓮鳢鱼。俗称乌鱼、黑鱼。性寒，味甘，有补脾、利水的作用，能疗痔疮。

❶黄鳝。能补虚损、除风湿、强筋骨,亦可疗痔瘘。古书记载:"治内痔出血:鳝鱼煮食。"

4. 运动调理

体育疗法对防止瘀血有很大作用。适当地从事体育运动,能减低静脉压,加强心血管系统的功能,消除便秘,增强肌肉力量,这些对痔疮的防治有着重要的作用。

❶提肛运动。全身放松,将臀部及大腿用力夹紧,配合吸气,舌舔上腭,同时肛门向上提收。像忍大便的样子,提肛后稍闭一下气不呼,然后配合呼气,全身放松。每日早晚两次,每次做十几下。

❷举骨盆运动。仰卧屈膝,使脚跟靠近臀部,两手放在头下,以脚掌和肩部作支点,使骨盆举起,同时提收肛门,放松时骨盆下放。熟练后,也可配合呼吸,提肛时吸气,放松时呼气。此法每日可坚持做 1~3 次,每次 20 下。

❸旋腹运动。仰卧,两腿自然伸展,以气海穴(脐下一寸处)为中心,用手掌作旋转运动。逆时针旋转 20~30 次,顺时针旋转 20~30 次,先逆后顺旋转。

❹交叉起坐运动。两腿交叉,坐在床边或椅子上,全身放松,两腿保持交叉站立,同时收臀夹腿,提肛,坐下还原时全身放松,这样连续做 10~30 次。

❺体前屈运动。两腿开立,两掌松握,自胸前两侧上提至乳处,同时仰头挺胸吸气;气吸满后,上体成鞠躬样前屈,同时两拳变掌沿两腋旁向身体后下方插出,并随势作深呼气。如此连续操作 5~6 次。

❻提重心运动。两腿并拢,两臂侧上举至头上方,同时脚跟提起,作深长吸气;两臂在体前自然落下,同时脚跟亦随之下落踏实,并作深长呼气。此势可连续做5~6次。

‖特别提醒‖

痔疮七忌:

一忌饮酒。饮酒可使痔静脉充血、扩张,痔核肿胀。

二忌辛辣。痔疮患者如果嗜食刺激性强的辛辣食物,如辣椒、大蒜、生姜等,可促使痔疮充血,从而加剧疼痛。

三忌饱食。暴饮暴食、进食过饱,会加剧痔疮的程度。

四忌久坐。久坐不运动,会使腰、臀部的血液循环受到障碍,加重痔疮的病情。

五忌紧腰。过紧束缚腰部,会妨碍腹腔及肛门的血液回流,影响肠的正常蠕动,给排便带来痛苦。

六忌憋便。粪便在肠道里滞留的时间长了,水分被过多吸收便会干硬,造成患者排便困难、腹压增加、痔裂出血。

七忌讳疾。痔疮患者不能因为部位特殊而不好意思就医,或者认为是小毛病而不予重视,导致病情严重,给尽快治愈带来难度。

五、痔疮的治疗

1. 熏洗疗法

❶芒硝150克,明矾15克。将上药打碎置盆中,加入2000毫升开水将药冲化。患者坐在盆上,先用热汽熏蒸肛门,待水温下降后,再用药水洗涤患处并坐浴到盆中,直至水凉为止,每日

熏洗2~3次。主治外痔。

❷马齿苋、甘草、五倍子、防风各10克,枳壳、侧柏叶、当归各12克,芒硝30克,川芎15克,红花6克。将除芒硝外的上述各味药研为细末,装入小布袋中备用。使用时将药袋和芒硝放入盆中,加入开水2500毫升,浸泡30分钟。然后患者坐浴熏洗患处20分钟。此方每天1剂,每剂熏洗2次,早晚各1次。第二次使用此药液时,只需将药液加温即可。患处经熏洗后,应涂上少量马应龙痔疮膏。此法7天为1个疗程。主治炎性混合痔、嵌顿痔、血栓痔等。

❸地骨皮60克,升麻9克,桃仁12克,槐花60克,地榆60克,野菊花30克,败酱草30克,五倍子30克。将上药水煎后去除药渣,趁热熏洗肛门数十分钟,每日2~3次,可连续使用1周。可治疗各种类型的外痔。

❹芒硝30克,艾叶30克,莲蓬壳4只。将上药加水2000毫升煮沸后倒入盆中,先熏后洗,每日熏洗2次。此药液可反复使用2天。此法可连续使用数日。主治内外痔。

❺五倍子、芒硝、桑寄生、荆芥各50克。将上药水煎后,去除药渣。用此药水熏洗患处或坐浴。每日熏洗1~2次。主治内外混合痔。

2. 敷贴疗法

❶儿茶15克,炙轻粉7.5克,龙骨10克,冰片5克。将上药共研细末,然后加适量的水调成糊状敷于患处。适合患痔疮时间短且无肛瘘的患者。

❷冰片、大黄、黄柏各等分。将上药混合后研成细末(冰片

后下），装在密闭的瓶中。用时，取出适量药粉，加水调成糊状涂于肛门，再用纱布敷在肛门上，并用胶布固定好。每日换药2～3次。换药前可用温水或1：1000的高锰酸钾溶液坐浴或清洗肛门。治疗各种痔疮。

❸云南白药适量。先用温水将肛门及肛周洗净，然后取适量白酒与适量云南白药调成糊状，敷于病变处，每天2次。治疗各种痔疮。

3. 涂擦疗法

❶大田螺数个，龙脑冰片3克。将田螺洗净，用小刀挑开螺盖，放入适量冰片，并用刀尖在螺肉和冰片上捣戳数下。放置一段时间后，螺肉会化成液体。取此液体涂于患处。

❷红砒（火煅）1克，乌梅（火煅）3克，枯矾3克，辰砂2克，牛黄2克，冰片1克。将上药研成细末，装在密闭的瓶中备用。用时将药末取出加适量的水调成糊状，敷于患处。每日敷1～2次。敷3～4日病症即可痊愈。此方药有毒，切防误入口中。敷药后，若患处流黄水并发痛，即不可再敷。

❸活河蚌1只，黄连粉0.5克，冰片少许。将河蚌撬开，掺入黄连粉及冰片，放入碗中。待其流出蚌水后，用鸡毛蘸此药水涂于患处。每日可涂搽数次。此法适用于治疗痔疮肿痛偏于湿热蕴结型的患者。

教师朋友如果患了痔疮，最好咨询医生，在医生指导下选择合适的疗法。严重者需手术治疗。

本章主要参考文献

[1] 蔡树涛. 便秘——常见慢性病自然疗法系列. 南昌：江西科学技术出版社，2005.

[2] 戴居云，王子芳. 世界中医无痛特色疗法. 北京：世界图书出版公司，2007.

[3] 董晓鸣. 便秘症用药宜忌与日常调养. 哈尔滨：黑龙江科学技术出版社，2010.

[4] 何永恒. 肛肠病调养与护理. 北京：中国中医药出版社，1999.

[5] 李延青. 什么导致了肠易激综合征. 临床消化病杂志，2009（2）.

[6] 刘继林. 家庭食疗保健大全. 四川：四川科学技术出版社，2003.

[7] 苏茜茜. 肠易激综合征的中医研究进展. 河南中医，2009（6）.

[8] 王书臣，李浩. 老年胃肠道疾病防治与调养. 北京：科学技术文献出版社，2008.

[9] 熊旭东. 内科学. 上海：上海科学技术出版社，2006.

[10] 张凤莲，杨宇花. 便秘的预防及护理［J］. 全科护理，2009（13）.

[11] 杨建宇，吴大真. 足浴按摩疗病秘典. 郑州：中原农

民出版社，2008.

［12］张永涛．中西医结合内科学．北京：学苑出版社，2005.

［13］郑丽华，蒋建婷，孙秋云．治疗便秘的常用中成药［J］．中国临床医生，2003（12）．

［14］何永恒．肛肠病调养与护理．北京：中国中医药出版社，2005.

［15］王素丹．治疗痔疮中成药的选用．家庭中医药，2001（3）．

第五章 教师防治关节疾病的智慧

调查数据显示，34.5%的高校教师患不同程度的职业病，其中肩颈腰背部疾病最常见。专家表示，关节颈部长年累月的慢性酸痛，会造成精神上的焦虑、忧虑及恐慌，直接影响广大教师的工作效率和生活质量。因此必须提醒诸位教师朋友对关节疼痛给予足够的重视，并及早进行预防、保健与治疗。

第一节 教师防治颈椎病的智慧

一、什么是颈椎病

颈椎病是颈椎椎骨及附属组织病损、退变所致的赘生物刺激或压迫神经根、脊髓、椎动脉和颈部交感神经而产生的一系列综合症状群，又称作颈椎综合征。随着年龄的增长，颈椎骨及椎间盘会发生退变，平时不正确的姿势会引起或者加重颈部肌肉、韧带的劳损，又会加重颈椎的退变，加重颈椎病的症状。颈椎病是中年教师的常见多发病，并且易复发不易根治。本病在40岁以上的教师中患病率高达70%，是教师常患的职业病之一。这与教师伏案工作时间长，精力高度集中，姿势单一、固定，日久造成颈部肌肉和韧带的慢性损伤有关。临床上常以头枕、颈肩、肩背及手臂麻木肿胀、疼痛以及进行性肢体感觉和运动感觉障碍为主要症状，严重者可导致瘫痪，甚至危及生命。因此，广大教师应对本病给予足够的重视。

二、帮助教师找病因

颈椎病的病理生理过程相当复杂，其发病因素多种多样。下列因素在教师颈椎病的产生和复发中起着重要作用：

1. 年龄因素

就像一台机器一样，随着年龄的增长，人体各部件的磨损也日益增加，颈椎同样会产生各种退行性变化，而椎间盘的退行性变化是颈椎病发生发展中最基本和最关键的基础。另外，小关节和各种韧带的退变也有重要的作用。

2. 慢性劳损

慢性劳损是指各种超过正常范围的过度活动带来的损伤，如不良的睡眠姿势、枕头的高度不当或垫的部位不妥，反复落枕者患病率也较高。另外，工作姿势不当，尤其是长期低头工作造成的积累性损伤而引起的软组织痉挛和无菌性炎症是引起颈椎病的主要原因，教师的发病多数与积累性损伤有关。教师长期伏案工作时精力高度集中，备课时间较长，长期这样工作造成了颈椎不适及颈部肌肉紧张，逐渐形成颈部肌肉和韧带的慢性损伤，严重者会演变成颈椎病。再者，有些不适当的体育锻炼也会增加发病率，如不得法的倒立、翻筋斗等。

3. 咽喉部炎症

当咽喉部或颈部有急性或慢性炎症时，因周围组织的炎性水肿，很容易诱发颈椎病症状出现或使病情加重。说话多、喝水少、粉笔微尘的吸入导致教师多易患咽喉炎，这也是诱发颈椎病的重要"导火索"。

4. 精神因素

从实践中发现，情绪不好往往使颈椎病加重，而颈椎病加重或发作时，病人的情绪往往更不好，很容易激动和发脾气，颈椎病的症状也更为严重。同时，由于教师职业的特殊性，很容易使人们对教师角色形成过高期望，为了满足社会对教师角色的期待，教师们常在超负荷的身心压力下工作，也是教师颈椎病发病率较高的因素之一。

5. 其他因素

外伤，尤其是头颈部的外伤；发育性椎管狭窄；颈椎的先天性畸形；代谢因素，特别是钙、磷代谢和激素代谢失调者，往往容易产生颈椎病。

三、颈椎病的自我诊断

根据受损组织和结构的不同，颈椎病分为如下六种类型：

1. 颈肌型

病变：颈肩肌群软组织损伤、气血郁滞。

高发年龄段：30~40岁的教师朋友。

主要症状：颈部强直、疼痛，或有整个肩背疼痛发僵；点头、仰头及转头活动受限；也可出现头晕的症状。

2. 神经根型

病变：椎间孔变窄致颈脊神经受压，多见于4~7颈椎。

高发年龄段：30~50岁的教师朋友。

主要症状：早期症状为颈痛和颈部发僵，上肢放射性疼痛或麻木，此疼痛和麻木沿着受压神经根的走向和支配区放射，有时症状的出现和缓解与患者颈部的位置和姿势有明显关系；患侧上肢感觉沉重、握力减退，有时出现持物坠落。

3. 椎动脉型

病变：由于骨刺、血管变异或病变导致供血不足。

高发年龄段：30~40岁的教师朋友。

主要症状：发作性眩晕、复视伴有眼球震颤，有时伴随恶心、呕吐、耳鸣或听力下降，这些症状与颈部位置改变有关；下肢突然无力或卒然摔倒，但是意识清醒，多在头颈处于某一位置时发生；偶有肢体麻木、感觉异常。

4. 交感神经型

病变：各种颈部病变激惹了神经根、关节囊或项韧带上的交感神经末梢。

高发年龄段：30~45岁的教师朋友。

主要症状：头晕、头痛、睡眠差、记忆力减退、注意力不易集中；眼胀、视物不清，耳鸣、耳堵、听力下降，鼻塞、"过敏性鼻炎"，咽部异物感、口干、声带疲劳等；恶心甚至呕吐、腹胀、腹泻、消化不良、嗳气等；心悸、胸闷、心率变化、心律失常、血压变化等；面部或某一肢体多汗、无汗、畏寒或发热。

5. 脊髓型

病变：颈部病变导致脊髓受压、炎症、水肿等。
高发年龄段：40～60岁的教师朋友。
主要症状：下肢麻木、沉重，行走困难，双脚有踩棉花感；上肢麻木、疼痛，双手无力、不灵活，写字、系扣、拿筷子等精细动作难以完成，持物易落；躯干部出现感觉异常，患者常感觉在胸部、腹部或双下肢有如皮带样的捆绑感。

6. 混合型

以上两种或两种以上类型的症状同时存在。

四、颈椎病的预防与保健

1. 改善并调整睡眠状态

人每天有1/3时间在睡眠状态。睡眠时人体组织处于放松的非戒备保护状态，不能主动采取保护姿势以规避慢性损伤，加之睡眠时是骨质增生的活跃时间段，因此当在防治方法之首。睡眠姿势不当会加剧颈椎间盘内压力，使颈椎周围韧带、肌肉疲劳，诱发颈椎病。为使颈椎在睡眠中保持正常生理曲线，应注意几点：

（1）有利颈椎的睡眠体位

一个良好的睡眠体位，既要维持整个脊柱的生理曲度，又应使人感到舒适，这就要求我们在睡眠时应该使胸、腰部保持自然曲度，双髋及双膝呈屈曲状。因此建议教师朋友最好采取侧卧或仰卧，不可俯卧。床铺应选择保持脊柱平衡的床铺，以木板为底的席梦思床为佳。

（2）有利颈椎的舒适枕头

很多人从字面理解枕头应该是枕着头部的，其实这是一个误区，枕头正确的受力面（或扶托处）应该对应的是颈椎，而不是头部。科学的枕头设计应顺应颈椎的生理解剖结构，否则会损伤颈椎。因此，枕头的外形和质地的选择对颈椎病的预防及治疗十分重要。

❶枕头的长度：一般来说长度有 40～60cm 即可。它可确保在睡眠体位变化时，始终能支撑颈椎。

❷枕头的高度：俗话说"高枕无忧"，其实不然。高枕使颈椎过于前曲，颈部软组织过度紧张、疲劳，易发生落枕；同时，过高的枕头会导致脑部供血不足，对椎动脉型颈椎病尤为不利。反之，有人喜欢无枕睡眠或者枕头过低，这样也不好，颈椎容易处于悬空状态，并且下颚会因此向上抬，容易张口呼吸、打鼾。研究认为，一般亚洲成年人，枕头高度在 8～12 厘米左右为宜。具体来说，喜好低枕或肩部较窄的人、头部眩晕类椎动脉型颈椎病患者及上肢有麻木感的神经根型颈椎病患者可选用 7～9cm 的低枕；喜好高枕或肩部较宽的人可选用 11～13cm 的高枕；而 9～11cm 中等高度的枕头适应性宽泛，一般颈椎不适者均可使用。此外，床垫较硬的情况下宜选用略高的枕头。

❸枕头的外形：根据睡眠中颈椎需要合理扶托的要求，枕头应该呈前高后低的波浪形，曲面能与颈后部的外形相吻合；更进一步的要求是，枕头还需要满足人体仰睡和侧睡时不同的高度需求。近年来，医学专家又设计出了更符合人体力学的蝶形枕，在前方大波浪中间设计了一定凹陷，满足人体仰睡时相对较矮的枕头高度，人体翻身侧睡时睡到两端较高处。使得无论仰睡、侧睡，使用者颈椎都能获得最佳托扶。

❹枕芯的材质：枕芯要求有一定的硬度和透气性。目前国际健康行业有一种新材料枕头，是以一种胶状高分子材料内置（复合型高密度聚醚型聚氨酯），具有粘弹特性，可随头颈位置的改变，自动发生形变，随时保持与颈部紧密结合的位置，特别是能固定头部，不让头滑落造成"落枕"。

2. 纠正并改变工作中的不良体位

颈椎退变与颈椎长时间处于屈曲或某种特定体位有密切关系。不良体位会导致椎间盘内压力增高，引起一系列症状。对长时间伏案的教师朋友建议如下：

❶定期改变头颈部体位，读书写字 30 分钟后应活动颈部，抬头远视半分钟，有利于缓解颈肌紧张，也可消除眼睛疲劳。

❷调整桌面高度与倾斜度。可制作一与桌面呈 10°~30°的斜面工作板，伏案工作时能减少颈椎前屈和颈椎间隙内压力。

3. 颈椎 24 小时保养法

7：00——早晨主动调温

古人喜欢穿长衣服，一方面是为了礼仪，其实另一方面也是养生之需。无论冬夏,都要给自己的颈椎以舒适的温度。即使是为了美丽,也要在办公室准备一件披肩,以保护好颈背部。偶然有受寒现象,给自己煎一碗驱寒汤:材料是红糖2汤匙、生姜7片,水煎10分钟,饮用1~2次就可以驱走寒气。

10:00——5分钟的颈椎操

即使身处人多的办公室,你也可以很好地保养颈椎,比如利用课间休息练习一下颈椎操:端坐,全身不动,单头部运动,分别做低头、抬头、左转、右转、前伸、后缩,顺、逆时针环绕动作。每次坚持5分钟,动作要轻缓、柔和。

14:00——两种按摩的方法

经过一个上午的工作,到了下午两点钟,可能脖子早已疲惫不堪,精力有些不支,这里有两个最简单的方法:

❶自我按摩风池穴(图2-1)、风府穴、百劳穴等穴位,可缓解颈椎疲劳,放松全身。

风府穴:在项部,当后发际正中直上1寸。

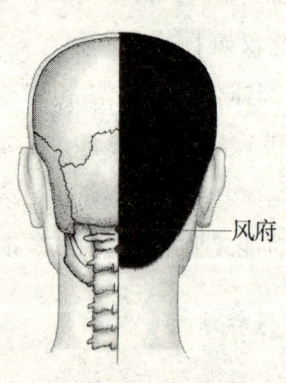

图5-1 风府穴

百劳穴：在项部，当大椎穴直上2寸，后正中线旁开1寸。

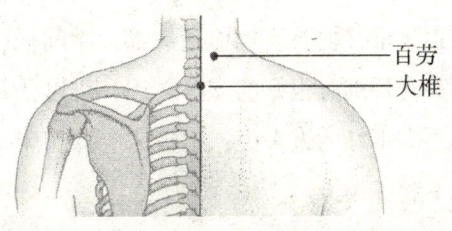

图5-2 百劳穴

❷两手手指互相交叉，放在颈部后方，来回摩擦颈部，力度要轻柔，连续摩擦50次，颈部发热后，会有很放松和舒适的感觉。

16：00——做做户外运动

软骨组织的营养可不是通过血液供给的，而是通过压力的变化来进行营养交换。如果缺乏活动的话，软骨就会营养不良，进而导致退化。增加户外活动是养护颈椎的方法之一，要向教师朋友推荐的运动项目是游泳、打球、放风筝、练瑜伽等。

18：00——晚餐补肾加分

作为一位忙碌的教师，您可能没有足够时间准备健康营养的早餐和午餐，那晚餐的时候就要注意营养补充，可以吃一些营养骨髓的食物。中医认为，胡桃、山萸肉、生地、黑芝麻、牛骨等具有补肾填髓功能，可以把这些材料加入到您的晚餐中，以起到强壮筋骨，推迟脊柱退变的效果。

21：00——享受中药热敷

将小茴香些许、盐半斤一起炒热，装入布袋，放在颈背部热敷30分钟。每日1次。可改善颈背部血循环，缓解肌肉痉挛。注意，别让温度太高或时间过久。

22:00——选择健康枕头

枕头和床也是颈椎的亲密伴侣,枕头过高或者过低,床垫过于柔软都会连累颈椎。枕头宽度应达肩部,中间低、两端高的元宝形的保健枕头对颈椎有很好的支撑作用,可以让颈椎得到很好的休息。对于颈椎不好的人来说,木板床、棕绷床是上选,而过于柔软的床则不利于颈椎。

4. 拔罐

拔罐疗法是选用口径不同的瓷罐、玻璃罐、竹罐等,通过燃烧、蒸煮或抽气的方法,使罐内形成负压,吸拔在颈项肩背及身体有关部位皮肤上的一种治疗方法。通过刺激皮肤和皮下组织,改善经脉、络脉、经筋的气血运行,起到活血化瘀、解痉止痛的作用,具有明显的缓解疼痛的作用。

五、颈椎病的治疗

1. 运动疗法

这里所讲的运动,包括静态与动态的运动。

(1) 静态的运动

脊柱本身并非如树干一般笔直,正面观的脊柱直立状态和侧面观的正常的生理曲度,是脊柱的生物力学平衡态。日常生活中站、坐的姿势必须保持颈胸腰背的生理状态,任何脊柱正面观的非直立状态和侧面观的异常的生理弧度必然造成脊柱的力量失衡,这是脊柱退变的重要病因。在站、坐的姿势中,我们可再细分为背部、颈部没有扶托的情况和有扶托的情况(如座椅靠背、后墙等)。生物力学研究认为:在背部、颈部没有扶托的情况下,笔直的坐姿对脊柱的压力最小;在背部、颈部有扶托的情况下,后倾的姿势更能减少颈背部压力。

(2)动态的运动

对于已有严重颈椎病的教师朋友,首选做原地操,如广播操、颈椎保健操等。在此基础上,可进一步做适当的跑步、步行等运动。对于仅有轻微颈椎痛楚的教师朋友,可进行游泳、放风筝、柔软体操等各种有利于颈椎压力释放的运动。

2. 牵引疗法

颈椎牵引疗法是教师朋友相对熟悉又较为有效的一种治疗手段,但应用不当则存在极大隐患,因而实际操作中应注意以下几点:

❶颈椎牵引如使用不当,轻者会加重损伤或眩晕呕吐,重者会导致休克和瘫痪,如果是老年人超重牵引,会导致青光眼或心脏病发作,危及生命。国内外已有不少类似的报道,因此不能掉以轻心,最好在医生指导下进行。

❷中国人的头颅重量是4千克至6千克左右。这个重量也是颈肌的支撑力量,所以,牵引重量应以3~6千克为宜。颈椎牵引科学的方法是平卧位牵引。

❸颈椎牵引疗法主要适用于神经根型颈椎病——即表现为肩背痛、上肢麻痹的颈椎病。对有头晕、头痛或颈椎曲度变直、反弓的颈椎病不宜作牵引。因为这类颈椎病多为椎动脉型颈椎病或寰枢关节错位,牵引会引起椎动脉痉挛,加重头晕。此外,脊髓型颈椎病——即表现为步态不稳,双上肢发抖、麻痹无力,是椎

间盘压迫脊髓了。这类颈椎病是禁忌牵引的。如盲目牵引，可导致瘫痪。

> 下面介绍一种教师朋友可以自己操作的、实用的自我牵引疗法：
>
> 当教师朋友颈部感到酸痛或肩背、上肢有放射痛时，可自我牵引颈部改善症状。方法为：双手十指交叉合拢置于枕颈部，将头后仰，双手逐渐用力向头顶方向持续牵引 10 秒钟左右，连续 3～5 次，一次六组，每小时进行一次。
>
> 此种疗法的原理是利用双手向上牵引之力，使椎间隙牵开，从而起到缓解症状的作用。但本法对于椎管狭窄，尤其是伴有黄韧带肥厚者不适用，因其可加剧黄韧带突向椎管内的程度而使症状加重。

3. 外敷疗法

热敷治疗可改善血循环，缓解肌肉痉挛，消除肿胀以减轻症状。本法可用专用热敷袋或热毛巾、热水袋等局部外敷，方便易行。但要注意的是，急性期病人疼痛症状较重时不宜作温热敷治疗。

中药热敷，即将各种中草药放入纱布包中，缝好包口，将药包放入水中煮沸，稍放凉，用毛巾包好放于患者颈部热敷。此法可使药物在湿热环境中经皮肤吸收，使药力直达病所，消除局部淤血、炎症、水肿。热敷还能促进局部血液循环，扩张局部血管,改善局部组织的供氧状态;还可有效地防止组织供血不足导致的麻木、肌肉萎缩等症状。而且中药热敷简便易行,患者在家中就可以自己操作,非常方便。但应注意热敷的温度及时间,避免烫伤。

在中医学范畴,颈椎病被认为有四种病因:外伤、风寒湿痹阻经络、痰湿凝滞以及肝肾亏虚气血不足。因此,颈椎病患者的治疗应该由内而外、内外兼顾,即内服药或食疗,调养肝、脾、肾;外用药敷贴,散寒通络。在此介绍三种治疗颈椎病的中药外敷法,颈肩持续疼痛且牵引、普通热敷均无明显缓解的教师朋友,不妨一试。

❶中药泡酒外涂法。威灵仙50克,当归、细辛、乳香、姜黄、丹参、白芷、透骨草、自然铜、木瓜各15克,三七10克,冰片、紫草各5克,蜈蚣3条。先将上述诸药浸泡于2000ml的75%酒精中,4天后过滤,药液装瓶收贮,过滤后的药渣再用2000ml的75%酒精浸泡4天后再次过滤,再将两次制成的药液混合搅匀即可。用时取药酒加热,揉涂增生椎体所对应的颈部两侧及肩背部软组织,每天3次。

❷中药外敷法。当归、川芎、葛根、红花、白芷、羌活、乳香、没药、伸筋草、大腹皮、泽泻、丹参、透骨草、威灵仙、熟地黄各50克,桂枝、麻黄、白芍、川乌各30克,细辛25克,全蝎20克。先将上述诸药共研成细末,混匀,每次取50~100克,陈醋调匀,放置20~30分钟后外敷于颈后部。每天一次,15天为一疗程。

❸中药托敷法。威灵仙、当归、赤芍各12克,五加皮、五味子、生山楂各15克,红花、羌活、独活、防风各10克,制附子5克,花椒30克。将上述诸药装入纱布袋内,扎紧,放入瓷盆

内，加水煎煮 30 分钟，稍放凉，托敷患部，每次 30 分钟，每天 2 次。每剂药可连用 2 天，15 天为一疗程。

4. 其他治疗

如理疗、穿戴围领及颈托、药物治疗、手术治疗等。教师朋友应在医生的指导下选择，切不可随意或盲从，否则易加重病情、产生危险。

第二节　教师防治腰椎病的智慧

教师们由于职业的特殊性，站立时间多、伏案时间多，腰肌一直处于紧张状态，易导致腰肌劳损和腰椎疾病，严重影响教师朋友的工作生活，因而必须提高警惕，防患于未然。

一、什么是腰椎病

医学上所讲的腰椎病，实质上涵盖了腰椎间盘突出、腰椎骨质增生、腰肌劳损、腰扭伤、腰椎退行性病变、风湿或类风湿性腰痛、腰椎结核等疾患，在临床上以腰腿痛和腰部活动受限为主要症状。

人的脊柱由 26 块骨组成，即椎骨 24 块（颈椎 7 块、胸椎 12 块、腰椎 5 块）、骶骨 1 块、尾骨 1 块。人体有五块腰椎骨，上下椎孔相连，形成椎管，内有脊髓和神经通过，两个椎体之间的联合部分就是椎间盘。椎间盘有减震作用，在行走、弹跳、跑步时防止震荡颅脑；还可以使脊柱有最大的活动度，使人能进行腰部的各方向活动。

常见的腰椎疾病包括：腰椎间盘突出、椎管狭窄、腰椎骨质增生等。

1. 腰椎间盘突出

腰椎间盘包括：纤维环、髓核、软骨板。腰椎间盘的这种生理结构允许椎体间借助其弹性和张力做运动。20岁以后腰椎间盘即开始逐渐退变，张力降低，弹性减弱，腰椎间盘变薄，椎间盘的弹性和抗负荷能力也随之减退，易在受力最大处，即纤维环的后部，由里向外产生裂隙。在此基础上，某些因素可诱发纤维环的破裂，导致髓核组织突出或脱出。由于教师职业长期的站立工作，使腰椎间盘承受压力过大，因而易引起纤维环内层破裂，髓核向破裂处挤压，称为"腰椎间盘膨出"。而纤维环内外层都破裂，髓核从破裂处挤压，止于后韧带，称为"腰椎间盘突出"。穿过后韧带进入椎管内称为"腰椎间盘脱出"。

2. 椎管狭窄

它是由于腰椎间盘突出，椎体增生，椎体滑落，后纵韧带肥厚、钙化等引起的椎管容积的改变，椎管变窄、容积变小，脊髓及神经受压。

3. 腰椎骨质增生

腰椎出现退行性变、椎间盘突出后，椎间盘变薄，椎体间隙变窄，椎体间活动度增大，在椎体边缘出现微小的、反复的、积累性损伤，导致微小的局部出血及渗出。出血及渗出逐步钙化，从而在局部，也就是椎体上下缘，出现骨的增生性反应，这就是骨刺，也就是骨质增生。

三者相比较，以腰椎间盘突出更为多发和常见。腰椎间盘突出是腰腿痛常见的极其重要的原因。有关腰腿痛的流行病学调查统计显示，腰椎间盘突出症在男性约占1.90%~7.6%，在女性约占2.20%~5.0%。故本节将重点介绍腰椎间盘突出症。

二、帮助教师找病因

1. 发病原因

腰椎间盘突出症是由于腰椎间盘的退行性变及突出，刺激神经，从而产生一系列的临床表现。本病的病因有以下几点：

❶腰椎间盘的退行性改变：是本病最基本的病因。髓核的退变主要表现为椎节稳定性下降、松动等小范围的病理改变；纤维环的退变主要表现为坚韧程度的降低。

❷椎间盘自身解剖因素的弱点：椎间盘在成人之后逐渐缺乏血液循环，修复能力差。在此基础上，某种可导致椎间盘所承受压力突然升高的诱发因素，比如剧烈的咳嗽、喷嚏等，就可能使弹性较差的髓核穿过已变得不太坚韧的纤维环，从而造成髓核突出。

❸职业：职业与腰椎间盘突（脱）出的关系十分密切。作为教师，时常需板书，并需要不时侧腰转腰与学生互动，同时为适应讲台高度，教师会长时间保持弯腰或腰部前倾的姿势，腰部负荷增大，腰肌也长时间处在紧张状态。当突然扭转腰时往往可能损伤腰部肌肉和腰椎间盘。

❹外力的作用：长期反复的外力造成的轻微损害，日积月累地作用于腰椎间盘，加重了退变的程度。

2. 诱发因素

本病的发生除上述各种主要原因，即椎间盘的退行性变外，各种诱发因素亦起重要作用。例如，某些稍许增加腹压的因素即可使髓核突出。其原因主要是，在椎间盘退行性变的基础上，某种可诱发椎间隙压力突然升高的因素致使呈游离状态的髓核穿过已变性、薄化的纤维环进入椎管。此种诱发因素大致有以下几种：

❶增加腹压：约有 1/3 的患者于发病前有明确的增加腹压的因素，诸如剧烈的咳嗽、喷嚏、屏气、用力排便等，即可使腹压升高而破坏椎节与椎管之间的平衡状态。

❷腰姿不正：无论是睡眠时还是在日常生活、工作中，当腰部处于屈曲位时，如突然加以旋转，则易诱发髓核突出。实际上，在此体位时，椎间隙内的压力也较高，易促使髓核向后方突出。

❸突然负重：从事体力活动时，宜先做准备活动，或从小重量开始负重（如举重、挑担等），以防腰部扭伤或椎间盘突出。但如果突然使腰部负荷增加，不仅有可能引起腰部扭伤，也易引起髓核突出。

❹妊娠：妊娠期间整个韧带系统处于松弛状态，后纵韧带松弛易于使椎间盘膨出。而且，在此时，孕妇腰背痛的发生率明显高于正常人。

❺腰部外伤使已退变的髓核突出。

❻受寒与受湿：寒冷或潮湿可引起小血管收缩、肌肉痉挛，

使椎间盘的压力增加，也可能造成退变的椎间盘断裂。

三、腰椎间盘突出症的自我诊断

腰椎间盘突出症的常见临床表现有：

1. 间歇性跛行

是指当患者行走一段距离后，会出现腰痛不适，下肢放射痛程度加剧，而当患者下蹲或平卧一些时间后，疼痛会逐渐甚至完全消失，而再行走后又会出现类似情况，并且随着病情的加重，行走的距离会越来越短。这个现象在腰椎管狭窄症中表现更为突出。主要原因是在髓核突出的情况下，行走加重了椎管的狭窄程度，压迫神经根，以致易诱发本症状。

2. 腰腿痛

以持续性腰部钝痛多见。大多先出现腰痛，过一段时间后即出现腿痛，也可两者同时并见。卧位减轻，端坐、站立或向前弯腰则加剧。腹内压增高时症状加重，如咳嗽、打喷嚏、大便用力，甚至大笑、大叫、大哭的时候也会加重疼痛，最严重者只能弯腰、屈髋屈膝，像虾一样趴在床上才能稍微缓解疼痛。腿痛主要是指放射痛，一侧或两侧都可有，一般起始于臀部，沿大腿后侧、小腿后侧至足底或足背外侧或脚趾，疼痛性质多为"吊筋感"、麻痛、胀痛、烧灼痛等。

3. 肢体麻木

患病时间较长者，常有主观麻木感，多局限于小腿、足背外侧、足跟、足底，可与腰痛并见，少部分可仅有麻木而没有腰痛。其范围与部位取决于受累神经根的序列数。

4. 下肢发凉

有少部分病人会出现小腿、足或整个下肢发凉、怕冷，两下肢对冷热的感觉有异常，如冬天洗脚时，一只脚觉得冷，而另一只脚觉得热。主要是由于椎管内的交感神经纤维受刺激之故。某些手术后当天患者主诉肢体发热的病例，与此为同一机制。

5. 骶尾综合征

有些严重的或特别类型的腰椎间盘突出症病人，可出现会阴部麻木、刺痛，大小便功能和性功能障碍等马尾神经受损的表现。

6. 肌肉瘫痪

病程长后会出现肌肉瘫痪，表现为自觉大腿或小腿变细，下肢无力，某些动作不能完成，如脚趾、脚背不能翘起，严重者足下垂，行走拖步。此为神经根受损致使所支配肌肉出现程度不同的麻痹。轻者肌力减弱，重者该肌肉失去功能。

7. 其他症状

视受压脊神经根的部位与受压程度、邻近组织的受累范围及其他因素不同，尚可能出现某些少见的症状，如肢体多汗、肿胀、骶尾部痛及膝部放射痛等多种症状。

另外，受腰痛困扰的教师朋友应注意，除了脊柱原因外，有些非脊柱因素导致的疾病也可伴有腰痛。如腹部脏器疾病：肾、输尿管结石，肾盂肾炎，肾结核等；盆腔脏器疾病：子宫位置异常，慢性输卵管炎，子宫颈癌，痛经等。所以，教师朋友受腰痛困扰时，应及时到医院就诊，区别脊柱引起的腰椎病和非脊柱因素引起的腰痛，以便在预防与治疗时有的放矢。

四、腰椎间盘突出症的预防与保健

一般来说，中老年教师患腰椎疾病的比较多，大多数原因是由于年龄大了身体结构的变化，但年轻教师得腰椎病多是由于平时生活中不注意所导致的，所以腰椎病的预防是很有必要的，可以从以下几方面入手：

1. 日常护理

（1）注意休息与饮食

休息能够使身体各部位积聚的紧张压力得以释放，保证身体协调性，减少发生各种急性疼痛的机会。患有腰椎疾病的教师朋友急性期更应卧床休息，避免体力劳动。饮食宜清淡，宜食多纤维的蔬菜，慎食煎炸之品，以免引起便秘，增加腹压，加重腰腿痛症状。

（2）注意日常生活中的点滴

例如：教师朋友为赶时间上班，早晨醒来后突然坐起，殊不知这样常会伤到腰部，所以睡醒后应先在床上将腿屈起，向两边活动活动，然后再用胳膊支撑上身起床。早晨起床后身体各部肌肉还没活动开，突然的动作会引发腰痛，所以一些细微的动作也要慎重。如洗脸时应将一只脚放在矮台上，穿鞋时不要半蹲，应坐下穿，不要直接弯腰取物，应先屈膝再下蹲等；上厕所方便后起身时，应用手支在墙壁上站起，尤其是从蹲位站立起来时，很容易伤着腰；上班路上及工作时走路腹部要用力；等公共汽车时，不要双腿并齐站立，将一只脚搭在低矮的台阶上或石头上会感觉轻松得多；上楼梯时，慢慢地微屈着身子要比直着上楼腰部受力小。

教师朋友应避免劳动过度，不要长时间保持一个姿势进行备课、劳动。工作中要保持正确的姿势，可时而按摩腰腿部，或做一下体操，以缓解腰部肌肉的紧张；从下班后到晚上睡觉以前要注意久坐对腰不利，易引发腰痛，所以饭后少看电视；睡觉时，要睡硬板床，可弯曲髋关节侧卧，或者在腿下面垫上垫子屈腿仰卧。枕头要用偏低一些的，如脖子下有空隙，可用卷起的毛巾塞满。对于腰疼的病人来说，应选择硬度适中的床垫，要能支撑起腰部，不要太软而让腰部陷下去。

另外，平时生活要有规律，不要随便打破自身的生物钟。避免受凉，寒热交替的季节，轻微的风邪即可造成腰椎病的复发。

‖ 特别提醒 ‖

教师朋友经常坐着，长时间处于这种姿势有诱发腰肌劳损的可能。在坐着办公、学习时必须注意：

坐着办公或学习时尽量挺直腰板，避免弯腰时间过长而引起或加重腰部肌肉紧张，增加腰痛可能。而且在采取坐姿时应该用小枕头垫在腰部，每隔半小时可以去掉小枕头5分钟，这样能让腰部经常变换位置。

需要较长时间坐着工作或学习时，应当定时起来活动活动。一般30~45分钟左右就要起来活动5~10分钟。伸伸腰、捶捶背，这样对缓解及免除腰部肌肉的疲劳和紧张具有良好效果。

业余时间多参加适宜的运动，以增强腰部力量和稳定性，减少腰部损伤的发生。在劳动或运动时注意不可用力过大，姿势转换不可过猛，并要注意在提取重物时事先有所准备，防止突然用力伤及腰部肌肉而引起急性腰痛。

2. 运动调理

（1）康复锻炼

出现疼痛后，教师朋友要到专科医生处正确分辨疼痛症状的原因，明确病因后再进行康复锻炼。下面介绍几种效果可靠又简便易行的康复锻炼方法：

❶腰部前屈后伸运动。两足分开与肩同宽站立，两手叉腰，做好预备姿势。然后做腰部充分前屈和后伸各四次，运动时要尽量使腰部肌肉放松。

❷腰部回旋运动。姿势同前。腰部作顺时针及逆时针方向旋转各一次，然后由慢到快，由大到小，顺、逆交替回旋各八次。

❸ "拱桥式"。仰卧床上，双腿屈曲，以双足、双肘和后头部为支点（五点支撑）用力将臀部抬高，如拱桥状。随着锻炼的进展，可将双臂放于胸前，仅以双足和后头部为支点进行练习。反复锻炼20～40次。

❹ "飞燕式"。俯卧床上，双臂放于身体两侧，双腿伸直，然后将头、上肢和下肢用力向上抬起，不要使肘和膝关节屈曲，要始终保持伸直，如飞燕状。反复锻炼20～40次。以上方法于睡前和晨起各做一次。

（2）锻炼腰背肌肉

游泳是个非常好的锻炼方式。此外，可以到健身房选择那些专门锻炼腰背肌的器械。另外，可以练习五点支撑法和倒走法。把腰背肌锻炼发达了，就相当于在腰上缠上了一块天然的护腰带，可对腰背部起到重要的保护作用。

3. 食疗方

❶三七地黄瘦肉汤。三七 12 克打碎，与生地 30 克、大枣 4 个、瘦猪肉 300 克同入砂锅，加适量水，大火煮沸后改小火煮 1 小时，至瘦肉熟烂，放盐适量。饮汤吃肉，隔日 1 剂。功效：活血化瘀，定痛。主治气滞血瘀型急性腰椎间盘突出症。

❷当归生姜羊肉汤。当归、生姜各 30 克切大片；羊肉 500 克入沸水略烫，晾凉，切块。羊肉、当归、生姜、红枣 10 个同入砂锅，加适量水共煎，沸后撇沫，改小火慢煮至羊肉熟烂，调味。随量饮汤吃肉，隔日 1 剂。功效：温经散寒，活血定痛。主治阴寒内盛，气血凝滞型腰椎间盘突出症。

❸三七猪脚筋汤。猪脚筋 200 克、精瘦肉 50 克沸水焯烫，捞入砂锅，加三七 15 克（打碎）。大枣 4 个、水共煎沸后改小火煮 1~2 小时。饮汤吃肉，1 日 1 剂。功效：活血定痛，强筋壮骨。主治气滞血瘀，肾气亏虚型腰椎间盘突出症。

❹枸杞水鱼补肾汤。水鱼（鳖）1 只切块，与枸杞子、山药各 30 克及熟地 15 克、红枣 6 个、生姜 3 片共入炖盅，加适量水，大火烧沸后改小火炖 1 小时。随量饮汤吃肉，隔日 1 剂。功效：益气养血，滋阴补肾。主治肾阴亏虚，气血不足型腰椎间盘突出症。

❺杜仲核桃猪腰汤。猪肾（猪腰）1对切片，大枣2个去核，与杜仲10克、核桃肉20克、生姜2片、米酒3毫升同入炖盅，加水共煎沸后改小火炖1小时。饮汤吃肉，1日1剂。功效：益气补肾，壮腰助阳。主治肾气不足型腰椎间盘突出症。

五、腰椎间盘突出症的治疗

腰椎间盘突出症治疗方法的选择，主要取决于该病的不同阶段和临床表现。手术和非手术疗法各有指征，多数腰椎间盘突出症能经非手术疗法治愈。中医学对本病的治疗有治本和治标两种。一般地说，中医内服法以治本为主，以益气养血，培补肾元为大法；中药外敷法直接作用于局部，活血理气，疏通筋脉，对缓解和消除症状有着较好的疗效，为治标之法。应采取标本同治的综合疗法。此外，也可以进行针灸治疗。

腰椎疾病并非不治之症，只要选择好科学的方法，是可以实现根治的。临床有用药、手术及牵引等方法。而单纯用药或手术以及牵引等方法都难以治愈，必须要内外结合，多维治疗，才能达到理想疗效。此外，本病易反复发作，临床治愈后也要注意休息，保护腰部，进行自我锻炼时应注意安全，循序渐进，不可急于求成。

第三节　教师防治鼠标手的智慧

随着信息化时代的到来，电脑网络日益渗透到生活的方方面面。教师因其职业的特殊性，需要不断更新知识结构，与电脑的接触日益增多。另一方面，随着电子化多媒体教学的普及与推广，键盘和鼠标日益成为教师朋友除了粉笔、教鞭之外新的亲密伙伴。

一、什么是鼠标手

"鼠标手"通俗而狭义地讲就是腕管综合征，是指人体的正中神经以及进入手部的血管，在腕管处受到压迫所产生的症状，主要表现为食指和中指僵硬疼痛、麻木与拇指肌肉无力感。现代越来越多的教师每天长时间地接触、使用电脑，每天重复着在键盘上打字和移动鼠标，手腕关节因长期密集、反复和过度的活动，导致腕部肌肉或关节麻痹、肿胀、疼痛、痉挛，使这种病症迅速成为一种日渐普遍的现代文明病。有人将这种不同于传统手部损伤的症状群称为"鼠标手"。广义来说，一切因为频繁使用鼠标而导致的上肢（手臂、手腕、手掌、手指）不适，都应该称之为"鼠标手"或是"鼠标伤害"，除了上述手部的症状，还包括肩部甚至颈部的不适，手腕和前臂的疲劳酸胀，手腕的僵硬，手掌的酸胀等。

二、帮助教师找病因

腕管是腕掌部的一个骨－纤维管，拇长屈肌、肌腱及正中神经通过此管进入手部。腕管在手腕掌桡侧，由腕骨和腕横韧带构成。腕横韧带坚韧，近侧缘增厚，是压迫正中神经的主要因素。正中神经在腕管中位置表浅，容易受腕横韧带的压迫，造成损伤。

腕管综合征的发病与慢性损伤有关。手及腕劳动强度大时容易发病。引起腕管综合征的原因很多，大致可分为三类：

1. 局部因素

❶引起腕管容积减小的因素：如腕骨骨折及脱位后愈合不良，以及肢端肥大症等。
❷引起腕管内容物增加的因素：如脂肪瘤、纤维瘤、腱鞘囊肿、腕管内肌肉位置异常、血肿等。

2. 全身性因素

❶引起神经变性的因素：如糖尿病、酒精中毒、感染、痛风等。
❷改变体液平衡的因素：如妊娠、口服避孕药、长期血液透析、甲状腺功能低下等。

3. 姿势因素

用腕过度劳动者，如教师、扶拐杖走路的残疾人、手指及腕关节反复屈伸者等。但需指出的是，有一部分患腕管综合征的患者病因尚不清楚。

三、鼠标手的自我诊断

腕管是由腕横韧带与腕骨沟共同围成的纤维性隧道，保护着手腕的正中神经。一般手腕在正常情况下活动不会妨碍正中神经，但当教师朋友在操作电脑时，由于键盘和鼠标有一定的高度，手腕就必须背屈一定角度，这时腕部长时间处于屈曲状态，压迫了腕管中的正中神经，使神经传导被阻断，同时血液供应受阻，从而造成手掌的感觉与运动发生障碍，就会出现下述的表现：

❶手掌、手指、手腕、前臂和手肘僵直、酸痛、不适。

❷断断续续的手指和手掌发麻、刺痛，有些病人大拇指、食指和中指麻得较厉害。

❸握力和手部各部位协同工作能力降低。

❹伸展拇指时不自如且有疼痛感，严重时手指和手部都虚弱无力。

❺发麻的感觉在睡眠中和刚睡醒时较多发生，疼痛的情形在晚上会变得更严重，有时甚至会影响睡眠。

❻疼痛可以蔓延到胳膊，上背，肩部和脖子。

❼检查：压迫或叩击腕横韧带、背伸腕关节时疼痛加重；初期常表现为指端的感觉功能障碍，常常因入睡后数小时出现麻木或烧灼痛而致醒，活动后缓解。少数病程长的患者，可有大鱼际肌萎缩，甚至会出现间歇性皮肤发白、发绀；严重者可出现拇指、食指发绀，指尖坏死或萎缩性溃疡，成为不可逆的改变。

四、鼠标手的预防与保健

常言道：预防胜于治疗。这句话也可以套用在腕管综合征中。本病究其最终成因，是积劳过度而成，亦即不自觉地长时间无歇息地使用手腕及手指而产生的过劳性反应。了解了发病的道理，预防要点便十分明显，就是要尽量避免长时间进行重复的手部操作，其间每隔十五至三十分钟必须稍事休息，改变一下动作与姿势。例如教师朋友打字时每隔十五分钟便要稍停一下，伸展一下手指和手腕的肌腱，向不同的方向舒展数下。如果可行的话，不妨将工作合理安排一下，使不同的操作交替进行。例如打字三十分钟后，便转为批改作业。一段时间后，又回到打字工作。这样便可以利用不同的操作内容，使不同的肌肉和肌腱轮流工作和休息。除此之外，还应注意以下几个方面：

1. 保持良好的操作姿势

❶键盘应放置在身体正前方中央位置，以持平高度靠近键盘或使用鼠标，可以预防腕管受到伤害。

❷手腕尽可能平放姿势操作键盘，既不弯曲又不下垂。

❸肘部工作角度应大于90度，以避免肘内正中神经受压。

❹前臂和肘部应尽量贴近身体，并尽可能放松，以免使用鼠标时身向前倾。

❺确保使用鼠标时手腕伸直，坐姿挺直并最好使用优质背垫，双脚应平放在地面或脚垫上。

❻显示屏放置在身体前面的高度以不使头部上下移动为宜，当坐正之后，双眼应与屏幕处于平行直线上，确保显示屏的亮度适中。

❼工作期间经常伸展和松弛操作手，可缓慢弯曲手腕，每小时反复做10秒钟；也可每小时持续做10秒钟的握拳活动。

2. 进行肩部训练

患鼠标手一侧的肩部会比另一侧肩部有劳损、酸痛等症状，因此肩部训练必不可少。下面就为各位教师朋友介绍两套防治鼠标手的全身性的小体操，它是按照"局部功能障碍全身锻炼"这样一个原则而创立的，只要天天抽出几分钟，就能有效地防治鼠标手。

第一套小体操

第一节：双脚叉开，与肩同宽，双手用力向后甩 100 次。

第二节：走十字交叉步，加手部特别是手腕部的动作，像是扭秧歌，配上音乐结果更佳，每次 10 分钟。

第三节：双手五指交叉并翻转，五指翻转交叉时，尽量从胸前举过头顶，并尽量从头顶向后背伸展 100 次。

第四节：扩胸后双臂、双手伸展，尽量水平方向地向后伸展 100 次。

第五节：手掌向下，双臂平伸，做大雁飞行似的动作 100 次。

第六节：右手背后，从肩上用左手往勾；左手背后，从肩上用右手往勾，并连续 30 秒。双手在肩部收拢，并使劲攥拳头，尽量伸向空中并张开双手，重复做 100 次。

第二套小体操

第一节：按顺时针和逆时针转动手腕 25 次，可缓解手腕肌肉酸痛感。

第二节：手握小哑铃，首先手掌向上握小哑铃，做从自然下垂到向上抬起动作，然后是手掌向下握水瓶，做从下到上的运动，各 25 次，锻炼腕屈肌。功效：防治腕关节骨刺增生，增强手腕力量。

第三节：用力展开双手的五指，每次 20 至 30 秒钟，做 2 至 3 次。功效：增强关节抵抗力，促进血液循环。

第四节：吸足气用力握拳，用力吐气，同时急速依次伸开小指、无名指、中指、食指。左右手各做10次。功效：锻炼手部关节，舒缓僵硬状态。

第五节：用一只手的食指和拇指揉捏另一手手指，从大拇指开始，每指各做10秒钟，平稳呼吸。功效：促进血液循环，放松身心。

第六节：双手持球（如网球），或持手掌可握住的事物（如水果等），上下翻动手腕各20次。球的重量可依自己力量而定。功效：增强手腕力量，锻炼肢体协调能力。

第七节：双掌合十，前后运动摩擦至微热。功效：促进手部的血液循环。

需要注意，做所有的动作时，要认真做好起始姿势，即挺胸、收腹、提臀，并应调整至深呼吸，也就是腹式呼吸。要慢慢掌握动作要领，并循序渐进，顺势而行，不要过于急躁。

五、鼠标手的治疗

对早期症状较轻的患者来说，休息是最重要的，必要时可用石膏夹板将手腕固定，使其伸直。病情严重者，则需要施行腕管切开术进行治疗。如果对它长期置之不理，可能会导致神经受损，手掌发黑、肌肉坏死。教师朋友首先应以明确诊断为第一要务，不要盲目进行治疗。此外，本病还可采用针灸、外用熏洗、穴位注射、推拿理疗等中医治疗。需要注意的是，理疗应选择正规医院的专业医师进行，否则易造成腕部组织二次损伤。

第四节　教师防治肩周炎的智慧

也许很多学生都曾经目睹过这样动情的一幕：某位老师正在黑板前奋笔疾书，伴随着的是他铿锵有力的声音和激情的讲解，突然他的手不自然地停顿了一下，他的眉毛皱了皱，但是他没有停下工作，而是继续给同学们进行这堂精彩的课程。下课后，他静静地在一旁轻捶自己酸痛的肩膀……敬爱的老师们由于长期写黑板需要抬高手臂，很容易肩膀酸痛，如果不注意就很有可能引发肩周炎。

一、什么是肩周炎

肩周炎，全称为肩关节周围炎，发病年龄大多在40岁以上，女性发病率略高于男性，且多见于体力劳动者。由于50岁左右的人易患此病，所以本病又称为"五十肩"。患有肩周炎的患者，常自觉有冷气进入肩部，也有患者感觉有凉气从肩关节内部向外冒出，故又称"漏肩风"。本病是以肩关节疼痛为主，先呈阵发性酸痛，继之发生运动障碍的一种常见病、多发病。其病变特点是"广泛"，即疼痛广泛、功能受限广泛、压痛广泛，故也称之为"冻结肩"。

从现代医学角度看，肩周炎是肩关节周围肌肉、韧带、肌腱、滑囊、关节囊等软组织损伤、退变而引起的关节囊和关节周围软组织的一种慢性无菌性炎症。起病缓慢，病程较长，病程一般在1年以内，较长者可达到1~2年。

二、帮助教师找病因

由于教师职业的特殊性，需要经常坐着备课，举臂写板书，导致肩周炎的发病率很高。总结肩周炎的病因，主要有以下几个方面：

1. 肩部原因

❶本病大多发生于 40 岁以上的中老年教师，软组织发生退行性病变，对各种外力的承受能力减弱是基本因素。

❷长期过度活动、姿势不良等所产生的慢性劳损是主要的激发因素。

❸教师长时间久坐备课办公，肩关节长期在肩部以下及前方活动，缺乏上方及后方协调运动。

❹肩部急性挫伤、牵拉伤后治疗不当。

❺上肢外伤如肩关节脱位、上肢骨折等，使肩关节长期固定，肩膀长期在一个位置不动，肩关节功能锻炼缺乏，肩周组织继发萎缩、粘连，引发肩周炎。

❻环境因素：主要是风、寒、湿侵袭，尤其是老年教师，组织退变、适应能力下降，风寒湿之邪侵袭肩部软组织，可造成局部血液流速变慢、温度升高，这样可引起和加重肩关节周围软组织的无菌性炎症改变，使肩部承受外力的功能下降，引起和加重肩周炎的发病。

2. 肩外因素

肩关节是人体全身各关节中活动范围最大的关节。其关节囊较松弛,关节的稳定性大部分靠关节周围的肌肉、肌腱和韧带的力量来维持。由于肌腱本身的血液供应较差,而且随着年龄的增长而发生退行性改变,加之肩关节在生活中活动比较频繁,周围软组织经常受到来自各方面的磨擦挤压,故尔易发生慢性劳损并逐渐形成原发性肩周炎。

此外,颈椎病及心、肺、胆道疾病发生的肩部牵涉性疼痛,因原发病长期不愈使肩部肌肉持续性痉挛、缺血而形成炎性病灶,转变为真正的肩周炎。

三、肩周炎的自我诊断

1. 发病特点

❶年龄在 40 岁以上,以 50 岁左右的中年教师最为多见。
❷女多于男,男女教师患病比例大约为 1:3。
❸左肩多于右肩。
❹病程长,多在半年到两年不等。
❺大部分可基本或完全恢复,少数可自愈。

2. 常见表现

初期表现为逐渐出现肩部某一处疼痛,与动作、姿势有明显关系。随病程延长,疼痛范围扩大,并牵涉到上臂中段,同时伴肩关节活动受限,如欲增大活动范围,则有剧烈锐痛发生。严重时患侧肢体不能梳头、洗脸和扣腰带,夜间因翻身移动肩部而痛醒。病人初期尚能指出疼痛点,后期范围逐渐扩大。肩周炎的患者主要有以下的一些表现:

❶肩部疼痛。起初时肩部呈阵发性疼痛,多数为慢性发作,以后疼痛逐渐加剧。或钝痛,或为刀割样痛,且呈持续性,气候变化或劳累常使疼痛加重,疼痛可向颈项及上肢(特别是肘部)扩散,当肩部偶然受到碰撞或牵拉时,常可引起撕裂样剧痛。肩痛昼轻夜重为本病一大特点,多数患者常诉说后半夜痛醒,不能成寐,尤其不能向患侧侧卧,此种情况因血虚而致者更为明显。若因受寒而致痛者,则对气候变化特别敏感。

❷肩关节活动受限。肩关节向各方向活动均可受限,以外展、上举、内外旋更为明显。随着病情进展,由于长期废用、畏痛不敢活动等引起关节囊及肩周软组织的粘连,肌肉力量逐渐下降,使肩关节各方向的主动和被动活动均受限,当肩关节外展时出现典型的"扛肩"现象,梳头、穿衣、洗脸、叉腰等动作均难以完成,严重时肘关节功能也可受影响,屈肘时手不能摸到同侧肩部,尤其在手臂后伸时不能完成屈肘动作,给教师的日常工作和生活带来极大的不便。

❸怕冷。患肩怕冷,不少教师终年用棉垫包肩,即使在暑天,肩部也不敢吹风。

❹压痛。多数患者在肩关节周围可触到明显的压痛点。

❺肌肉痉挛与萎缩。肩周围肌肉早期可出现痉挛,晚期可发生废用性肌萎缩,出现肩峰突起、上举不便、后弯不利等典型症状,此时疼痛症状反而减轻。肩关节以外展、外旋、后伸受限最明显,少数人内收、内旋亦受限,但前屈受限较少。

临床上常见的伴有肩痛症的疾病包括:颈椎病、肩关节脱位、化脓性肩关节炎、肩关节结核、肩部肿瘤、风湿性关节炎、类风湿性关节炎等。这些病症均可表现为以肩部疼痛和肩关节活动功能受限为主症，因而，教师朋友肩痛时一定要先到正规医院明确诊断，确诊后再进行相关诊治，以免贻误病情，失治误治。

四、肩周炎的预防与保健

1. 日常护理

❶注意防寒保暖。风寒湿气不断侵袭机体，可使肌肉组织和小血管收缩，肌肉组织受刺激而发生痉挛，久则引起肌肉收缩功能障碍而引发各种症状。因此，在日常生活中要注意防寒保暖，特别是避免肩部受凉。教师朋友可在办公室内预备一件披肩或外套，以便久坐办公或在空调环境中肩部的保暖。

❷加强功能锻炼。特别要注重关节的运动，可经常打太极拳、太极剑、门球，或在家里进行双臂悬吊，使用拉力器、哑铃以及双手摆动等运动。但要注意运动量，以适度、不引起明显不适为宜，以免造成肩关节及周围软组织的损伤。

❸纠正不良姿势。教师朋友长时间伏案办公，双肩经常处于外展状态，应注意调整姿势，避免长期的不良姿势造成慢性劳损和积累性损伤。

❹注意容易引起继发性肩周炎的相关疾病，如糖尿病、颈椎病、肩部和上肢损伤、胸部外科手术以及神经系统疾病。患有上述疾病的教师朋友要密切观察是否发生肩部疼痛症状，肩关节活动范围是否减小，并应开展肩关节的主动运动和被动运动，以保持肩关节的活动度。

❺对已发生肩周炎的教师朋友，除积极治疗患侧外，还应对健侧进行预防。有研究表明，有40%的肩周炎患者患病5~7年

后,对侧也会发生肩周炎;约12%的患者,会发生双侧肩周炎。所以,对健侧也应采取有针对性的预防措施。

❻功能锻炼:如爬墙锻炼、体后拉手锻炼、外旋锻炼、摇膀子锻炼等。所谓"医三分练七分",功能锻炼对肩周炎患者来说非常重要。

❼在饮食方面,老年教师要加强营养,如牛奶、鸡蛋、豆制品、骨头汤、黑木耳等。

2. 运动调理

(1) 第一套保健操

❶两手抱头法:两足站立与肩同宽,两手紧抱后脑;两肘拉开,与身体平行;两肘收拢,似夹头部,周而复始。

❷单手压肩法:以右肩为例。两足似弓步,右脚在前,离桌尺余;左脚在后伸直。右手放于桌上,左手掌按右肩,利用身体向下向后摆动。

❸扩胸分肩法:两足站立,与肩同宽,两手放于胸前,两肘与肩平直,手背在上,掌心朝下。扩开胸怀,分开双肩、吸气,回复时呼气。

❹头压手掌法:晚上睡前和早上起床前,仰睡在床,伸直双腿,手掌放在头下面,掌心向上,手背朝下,用头紧紧压住手掌中心(哪边痛就压哪边的手掌),每次20分钟。开始几天,手臂不能弯度过大,手掌也很难伸到位,可先采用侧睡头压手掌的办法。

❺捏拿手臂法:取坐位,以左手捏拿右手手臂,从肩到手腕,再由手腕到肩,反复捏拿5~10遍,换手。

❻旋摩肩周法:取坐位,以左手手掌贴于右肩,旋摩肩周50

~100次，使之产生温热感，换手。

❼按揉穴位法：按揉肩井：取坐位，以左手中指按揉右肩肩井穴1~2分钟，换手。按揉曲池：取坐位，以左手拇指指尖按揉右臂上的曲池穴1~2分钟，换手。按揉合谷（图2-1）：取坐位，以左手拇指指尖按揉右手合谷穴1~2分钟，换手。

肩井穴：在肩上，前直乳中，当大椎与肩峰端连线的中点上。

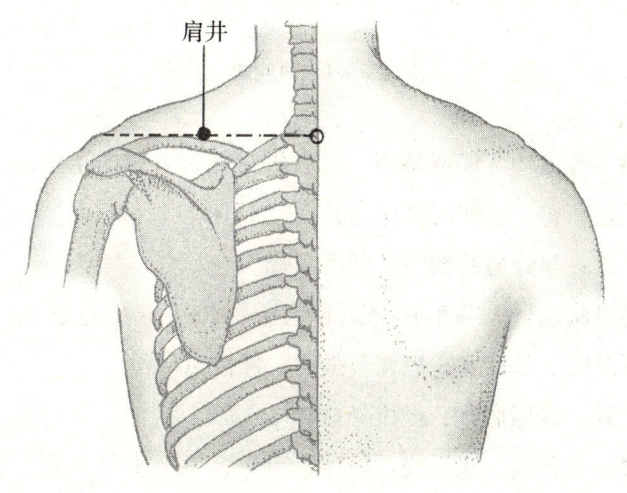

图5-3 肩井穴

曲池穴：在肘横纹的外侧端，当尺泽与肱骨外上髁连线中点。

(2) 第二套保健操

❶白鹤亮翅。站立和坐姿皆可，保持上半身平直，双手反向交叉于胸前，双臂伸直，向对角方向伸展，保持10秒。

功效：缓解肘部关节紧张，活络十指。

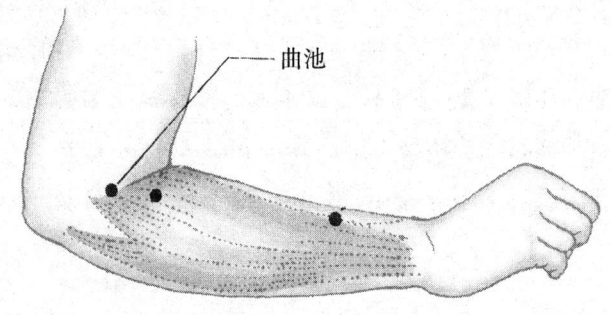

图5-4 曲池穴

❷单臂循环。保持站姿,以右侧为例,右臂向左摆动,并用左手抓住右肘,拉伸肩膀肌肉,保持15秒。

功效:解除肩膀酸痛,舒活双臂。

❸挺胸扬臂。双手在身后伸直,保持手臂挺直状态向上提升,可改变手的高度,以调节强度,保持10秒。

功效:锻炼肩臂,挺拔身材。

❹秦琼背剑。双手绕过脑后,用一只手牵引另一只手肘、手臂和侧身肌肉,左右均等进行,各10~30秒。注意开始时不必太用力,逐渐增加力度。

功效:锻炼臂膀小肌肉群,增加肌肉力量。

以上两套保健操每天做8分钟左右,有助于防治肩周炎。

下面给教师朋友们介绍一套防治肩周炎的小体操,大家可以利用课间休息或办公备课之余进行功能锻炼:

屈肘甩手　患者背部靠墙站立，或仰卧在床上，上臂贴身、屈肘，以肘尖作为支点，进行外旋活动。

手指爬墙　患者面对墙壁站立，用患侧手指沿墙缓缓向上爬动，使上肢尽量高举，到最大限度，在墙上作一记号，然后再徐徐向下回原处，反复进行，逐渐增加高度。

体后拉手　患者自然站立，在患侧上肢内旋并向后伸的姿势下，健侧手拉患侧手或腕部，逐步拉向健侧并向上牵拉。

展臂站立　患者上肢自然下垂，双臂伸直，手心向下缓缓外展，向上用力抬起，到最大限度后停2分钟，然后回原处，反复进行。

后伸摸棘　患者自然站立，在患侧上肢内旋并向后伸的姿势下，屈肘、屈腕，中指指腹触摸脊柱棘突，由下逐渐向上至最大限度后停住不动，2分钟后再缓缓向下回原处。反复进行，逐渐增加高度。

梳头　患者站立或仰卧均可，患侧肘屈曲，前臂向前向上并旋前（掌心向上），尽量用肘部擦额部，即擦汗动作。

头枕双手　患者仰卧位，两手十指交叉，掌心向上，放在头后部（枕部），先使两肘尽量内收，然后再尽量外展。

旋肩　患者站立，患肢自然下垂，肘部伸直，患臂由前向上向后做画圈运动，幅度由小到大，反复数遍。

以上八种动作不必每次都做完，可以根据个人的具体情况选择交替锻炼，量力而为，每天3~5次。一般每个动作做30次左右，多者不限。只要持之以恒，对肩周炎的防治会大有益处。

五、肩周炎的治疗

肩周炎的治疗原则是针对肩周炎的不同时期，或是其不同症状的严重程度采取相应的治疗措施。一般而言，若诊断及时，治疗得当，可使病程缩短，运动功能及早恢复。此外，患肩周炎的老年教师在康复锻炼时，应该每天坚持进行，并逐步增加锻炼时间及次数，才能取得较好的效果。锻炼以引起轻微疼痛为度，但应避免引起剧烈疼痛。而且教师朋友们要明白的是肩周炎是可以预防的，老年教师一般缺乏活动，上肢与肩部周围组织的血液循环较差，因此肩关节容易退变、钙化，发生炎症。如果老年教师平时注意运动，锻炼上肢及肩部，就可以有效地预防肩周炎的发生。

总的来说，肩周炎起病缓慢，病程较长，治疗起来也不可急于求成，无论是药物治疗还是功能锻炼，都应该循序渐进、持之以恒地进行，日渐达到解除粘连，缓解疼痛，扩大肩关节运动范围，恢复正常关节活动功能的目的。

本章主要参考文献

[1] 陈我隆. 人生保健诀窍. 北京：人民卫生出版社，2005.

[2] 于智敏，齐淑兰. 养生保健健康处方. 北京：化学工业出版社，2004.

[3] 放心医苑网：http://www.fx120.net/

[4] 百拇医药网：http://www.100md.com/html/DirDu/2006/11/29/30/29/32.htm

第六章　教师防治内分泌系统疾病的智慧

内分泌系统是机体的重要调节系统，它与神经系统相辅相成，共同调节机体的生长发育和各种代谢，维持内环境的稳定，并影响行为和控制生殖等。人体主要的内分泌腺有：甲状腺、甲状旁腺、肾上腺、垂体、松果体、胰岛、胸腺和性腺等。

内分泌失调对身体的危害是极大的，会使身体不能进行正常的生长、发育、生殖，不能进行正常的新陈代谢活动。人体有多种内分泌腺体，不同内分泌腺发生疾病时对人体的危害也各异。例如甲状腺产生甲状腺激素过多就会导致甲亢，就会出现多食、消瘦、怕热、心慌等症状。甲状腺激素产生过少就出现甲减，症状正好与甲亢相反。

很多教师长期处于高压力、高负荷的状态中，很容易造成内分泌失调。对大多数教师来说，比较常见的内分泌疾病就是甲亢和肥胖，因此我们为各位教师介绍一下这两种疾病。

第一节　教师防治甲亢的智慧

随着社会、工作压力的增大，生活节奏的加快，甲状腺疾病的发病率明显增加，特别是甲状腺功能亢进症（甲亢）患者越来越多。流行病学调查发现，近年来我国甲亢的总发病率竟高达

3%！教师的工作性质和职业特点导致了我们辛勤的园丁长期在重压和超负荷下工作，使得机体过早衰退，心理出现障碍，内分泌功能紊乱，从而更易诱发甲亢。这一节我们便从教师的实际出发，对甲亢这一以机体代谢紊乱为主但与精神情绪因素不无关系的身心同病的疾病的预防与保健进行简明扼要的介绍，希望能给那些身边潜藏甲亢危险因素或患有甲亢的教师提供一些帮助。

一、什么是甲亢

甲亢，是甲状腺功能亢进症的简称，是由于甲状腺本身或甲状腺以外的多种原因引起的甲状腺激素分泌过量，过量的甲状腺素进入循环血液中，作用于全身的组织和器官，造成机体的神经、循环、消化等各系统的兴奋性增高和代谢亢进为主要表现的疾病的总称。甲亢的主要临床表现为多食、消瘦、畏热、多汗、心悸、急躁易怒等高代谢综合征，神经和血管兴奋性增强，以及不同程度的甲状腺肿大和眼突、手颤、颈部血管杂音等为特征，严重的可出现甲亢危相、昏迷甚至危及生命。

‖医学小知识‖

甲状腺是我们人体的一个重要的内分泌器官。它的外形有点像古时候战士用来抵御兵器攻击的武器——盾甲，故名。它位于颈前部，大约在喉头偏下一点，在我们吞咽东西时，甲状腺可以随喉上下移动。正常成年人的甲状腺是看不见也摸不到的，如果发现自己的脖子变粗了，手放在肿起的地方做吞咽动作时肿起物会随吞咽上下移动，你就必须警惕是不是甲状腺肿大了。甲状腺分泌的含碘的甲状腺素是人体一种重要的内分泌激素，其主要作用是促进机体的新陈代谢，维持机体的正常生长发育。我们之所以要食用含碘盐,就是为了保证甲状腺素的正常合成。目前,甲亢在20岁至40岁的人群中发病率最高。女性甲亢的发病率远远高于男性,大约高出4至6倍左右。

二、帮助教师找病因

甲亢的诱发与自身免疫、遗传和环境等因素有密切关系,其中以自身免疫因素最为重要。遗憾的是,甲状腺自身免疫的发生、发展过程迄今尚不清楚,因而很难找到预防的方法。

遗传因素也很重要,但遗传的背景和遗传的方式也未被阐明,故也很难从遗传方面进行预防。但对于那些存在甲状腺功能亢进症患者的家族,这就是一个潜在的危险因素。临床上的甲亢患者,大多是有家族史的。家族中有甲亢患者的教师就需多注意自身的健康,提早预防甲亢的发生。

环境因素主要包括各种诱发甲亢发病的因素,例如创伤、精神刺激、感染等。虽然甲亢的发病主要取决于自身免疫和遗传因素,但发病与否却和环境因素有密切关系。如遇到诱发因素则发病,而避免诱发因素则不发病。由此可见,部分患甲亢教师的发病有可能在避免诱发因素的条件下得到预防。常见的诱发因素包括:

❶感染,如感冒、扁桃体炎、肺炎等。

❷外伤,如车祸、创伤等。

❸精神刺激。悲哀,气愤,极度惊恐,长期过于紧张、过于忧虑等。比如说不少人在发病前都有和别人吵架,和家人、同事发生不愉快的经历。

❹过度疲劳,如经常熬夜、连续加班等。

⑤怀孕早期可能诱发或加重甲亢。

⑥碘摄入过多,如大量吃海带等海产品。

⑦某些药物,如乙胺碘呋酮等。

‖特别提醒‖

调查研究表明,甲亢发病率男女比为1:4~6,似乎甲亢更"青睐"女性。这可能是由于女性有比较敏感,内分泌比较容易紊乱的生理特点,加之现代社会竞争激烈、职场压力增大、精神紧张,可能会导致女性尤其是年轻女性内分泌活跃、情绪相对容易激动,当遇到精神刺激等诱因时,就容易诱发甲亢。除此之外,也与生活作息不规律有关。所以,在此特别提醒广大女性教师注意调节自己的情绪,保养好自己的身体,及早预防甲亢。

三、甲亢的自我诊断

在教师群体中甲亢是一种十分常见的内分泌疾病。不明原因地变瘦了、双眼凸出来、脖子变粗了、总想发脾气……不少女性教师都会表现出较典型的甲亢症状,而且常常是在大发脾气后或一段时间工作节奏加快、压力变大后,就有了类似症状。

实际上甲亢是一种以神经、循环、消化等各系统的兴奋性增高和代谢亢进为主要表现的临床综合征,它的表现复杂而多样。主要表现有心慌、心跳快(每分钟大于100次)、怕热、多汗、食欲亢进、消瘦、体重下降、疲乏无力及情绪易激动、性情急躁、失眠、思想不集中、眼球突出、手舌颤抖、甲状腺肿大,女性可有月经失调甚至闭经,男性可有阳痿或乳房发育等。甲状腺肿大可呈对称性,也可为非对称性肿大,肿大的甲状腺会随着吞咽上下移动,也有一部分甲亢患者有甲状腺结节。

另外,不少教师都觉得"双眼突出、脖子变粗"是甲亢的典型症状,那么以下几种特殊类型的甲亢就需要各位老师注意了。

1. 老年型甲亢

对于老年教师来说,甲亢症状不典型,往往不容易发现和引起重视,对健康威胁就大。一般甲亢患者都会出现甲状腺肿大,用手摸脖子即可明显感觉到,严重的还会"脸红脖子粗"。但老年患者年龄增长,甲状腺萎缩,所以甲状腺多数不肿大。有的老年甲亢患者非但食欲不旺盛,还有厌食、恶心呕吐等症状。常合并其他心脏病如心绞痛,甚至心肌梗死,易发生心律失常和心力衰竭。在此我们提醒老年教师,当发现自己脾气越来越暴躁、体重骤降、心率加快时,要及时就诊。

2. 淡漠型甲亢

该型是甲亢的特殊表现类型。症状与典型甲亢的症状相反,表现为精神抑郁。淡漠型甲亢临床表现:食欲不振,恶心,畏寒,皮肤干燥,神情淡漠抑郁,对周围事物漠不关心,精神思维活动迟钝,回答问题迟缓,有时注意力难以集中,懒动少语,眼球凹陷,双目呆滞无神,甚或有眼睑下垂。

3. 隐匿型甲亢

隐匿型甲亢是指无典型甲亢症状,而以某一系统症状为突出表现的一类甲亢。比如,以精神异常为突出表现的精神型,患者表现为注意力不集中、注意力涣散,幻觉、妄想、抑郁、痴呆、偏执狂躁症,甚至有自杀观念,暴怒发作等。以腹泻为突出表现的胃肠型，多见于中青年，大便次数一日数次至十几次不等，呈糊状或水样，含有未消化食物，也有的以呕吐或腹痛为主要表现。

四、甲亢的预防与保健

中医学强调"治未病"，讲究未病先防。由于情志因素在甲亢的发病中具有重要的作用，所以预防甲亢，教师们在日常生活中首先应保持精神愉快，心情舒畅；其次，合理饮食、避免刺激性食物，同样是重要的预防措施；同时应保持起居规律，勿妄作劳；加强锻炼，增强体质，提高自身的免疫力和抗病能力等，都很重要。但若甲亢已发生，教师们则应早期确诊，早期治疗，以防止本病的传变，即防止病情发展加重和并发症的发生。俗语说："病来如山倒，病去如抽丝。"形象地比喻病后机体尚有一个待恢复的状态。此时若不慎重，原有的病情有可能迁延和复发。因此，初愈阶段，药物、饮食、精神、药膳等要综合调理，并要定期检查，认真监控，以防止复发。

1. 日常护理

（1）忌碘

碘是合成甲状腺素的原料，甲状腺内有大量碘剂存在时，可使甲状腺激素加速合成，因而碘可诱发甲亢，亦可使甲亢症状加剧，所以在预防上，甲亢高危人群及患者应避免含碘的食物和含碘的药物，对各种含碘的造影剂也应慎用。尽量不吃海带、贝壳、螃蟹、鱼虾等海鲜和海产品，不吃含碘的维生素片，不使用含碘的洗面奶以及含海泥等海洋精华的面膜，不使用不接触碘酒。

(2) 高热量、高蛋白、高维生素、适量脂肪

甲亢病人基础代谢率增高，能量消耗增多，饮食宜高热量、高维生素、足够的蛋白质和糖类淀粉为主食。蛋白质一般以每日每千克体重不得少于 1.5 克，应以肝、鱼、蛋、禽类及豆制品为主。给予充足的碳水化合物和脂肪。每日进食的热量，男性至少 2400 千卡，女性至少 2000 千卡。碳水化合物和脂肪有节约蛋白质的作用，若供应充足，可使蛋白质发挥其特有的生理功能。给予充足的维生素和无机盐。维生素和无机盐能够调节人体生理功能，改善机体代谢，尤其是维生素 B 和维生素 C。应给予充足的钙，多食钙质多的奶类制品。最好多摄入各种新鲜的有色果蔬，比如：胡萝卜、芹菜、木耳、百合、桑葚、枸杞、山药、芡实、大枣、西瓜、橘子、苹果等。但应注意的是，伴有腹泻的病人要适当控制纤维素多的食物，如过多供给富含纤维素的食品会加重腹泻。

(3) 禁忌辛辣食物

辛辣刺激可促使人兴奋、激动，甚至烦躁，心跳加快，会加重病情。因此须禁用辣椒、生葱、生蒜、咖啡、浓茶等各种刺激性食品，尽量减少过度兴奋；慎食发物，如小公鸡、老鹅。另外，有年轻女性教师服用减肥产品后患病，一些号称能燃烧脂肪、排油的减肥产品，实际上会导致内分泌失调、甲状腺激素升高，甚至还有一些减肥药中本身含有甲状腺激素，极易引发甲亢，要禁用。

(4) 保护眼睛

甲亢病人常眼球突出，容易出现眼睛干涩等症状，教师又因职业需要常常接触粉笔粉尘，更易出现此类症状，因此应保护突

眼，防止眼部出现严重并发症。外出应戴墨镜，避免强光、风沙、灰尘的刺激。睡眠时抬高头部，适量涂眼膏保护。

（5）合理妊娠

一般来说，甲亢病人妊娠没有什么影响，但是否可以妊娠，应征求内分泌科医生及妇产科医生的意见。妊娠期间，甲亢症状一般不会加重，胎儿也不受影响，但妊娠期间应严格遵从医嘱，服药剂量宜小，分娩后应人工喂养，不宜母乳喂养。

（6）冬季保暖

甲亢患者冬季特别不怕冷。这是因为，甲亢患者甲状腺激素产生过多，造成新陈代谢亢进，分解加快、产热增多。冬季气温下降，正常人体的代谢水平会随之减慢，因此冬季会怕冷，出汗减少。而甲亢患者因体内高代谢、高消耗，冬季不怕冷、活动后易出汗，所以多数人不喜欢多穿衣服。但是甲亢患者体内能量消耗大、抵抗力差，如不注意保暖，出汗后不及时更衣，很容易感冒发烧，对康复十分不利。因此，甲亢患者冬季应更关注气候变化，随时增添衣服，积极预防感冒。

2. 食疗方

（1）粥品方

❶五味粥。大麦 150 克，酸枣仁 10 克，五味子 10 克，麦冬 10 克，嫩莲子 20 克，龙眼肉 20 克。酸枣仁、五味子捣碎，与麦冬同煮，浓煎取汁。莲子去心入水中煮烂。大麦煮粥，将熟时，兑入药液，放入莲子、龙眼肉，稍煮，加糖调味。每日一剂，作早晚餐食用。功能滋养心阴，宁心安神。

❷加味二冬粥。天冬 15 克，麦冬 15 克，沙参 15 克，荷叶

30 克,甘草 10 克,粳米 100 克。天冬、麦冬、沙参、荷叶、甘草加水 1500 毫升,煎汤取汁,入粳米用文火煮粥,将熟时加入红糖调味,稍煮片刻即可。每日一剂,分两次服食。功能滋养心阴。

❸抑亢粥。玄参 15 克,牡蛎 20 克,浙贝母 15 克,粳米 100 克。将玄参、牡蛎、浙贝母一同放入砂锅中煎汤取汁去渣,再放入粳米,煮成稀粥服食。每日一剂,作早晚餐食用。功能清肝养阴。

❹白虎粥。粳米 50 克,生石膏 100 克,知母 20 克,鲜石斛 10 克。先将生石膏、知母、石斛以水煎煮 30 分钟、去渣留汁。粳米淘净煮粥,粥将成时兑入药汁。作早、晚餐食用。功能疏肝清热。

❺山药糯米粥。鲜山药 30 克,糯米 100 克。山药洗净,去皮,切片,与糯米共煮粥。每日一剂。功能健脾益气,适用于甲亢大便次数多或溏泻者。

❻百合粥。百合(干者 30 克,鲜者 60 克),粳米 60 克。百合、粳米一起煮粥,加冰糖适量。早晚分服。功能清心润肺,止咳化痰。

(2)菜品方

❶干烧冬笋。冬笋 300 克,枸杞子 10 克,麦冬 10 克,鲜菊花 5 克,栀子 2 克。冬笋切成菱形块,入油低温锅炸成金黄色,捞出入另一锅加清汤及调料和上述四药,旺火烧开后移至小火,熬至卤汁干,即可装盘食用。功能清肝泻火,消瘀育阴。

❷柚子炖鸡。柚子一个,仔鸡一只,生姜、葱、盐、味精各适量。将柚子去皮留肉;鸡杀后除毛去内脏,把柚子肉纳入鸡腹

中，放在盆中，加入葱、姜、料酒、食盐和适量的水；再入锅中，炖熟即成。每日一次，每次100~200克。功能滋阴益气，补精化痰。

❸什锦豆腐。豆腐200克，西红柿150克，木耳、冬笋、豌豆各15克，湿淀粉、生油各9克，葱、姜、盐等适量。热锅下油，葱姜爆锅，下豆腐、西红柿、木耳、冬笋、豌豆等，大火烧开，小火慢煮，起锅前调味并勾芡。功能滋补肝肾，润肺化痰。

❹沙参玉竹鸭。沙参、玉竹各10克，鸭腿或脯肉250克，盐、葱、姜、黄酒适量。沙参、玉竹与鸭腿或脯肉改刀搭配，加适量盐、葱、姜、黄酒，隔水清蒸。功能滋补肝肾、气血。

❺蒸甲鱼。甲鱼1只，西洋参2克，调料适量。甲鱼去内脏，加西洋参、酒、酱油、姜片等作料，上笼蒸熟，食肉喝汤。功能补气养血。

（3）汤品方

❶夏枯草蛇蜕猪肉汤。夏枯草60克，蛇蜕6克，猪肉500克。将猪肉切成小块，加入1500毫升清水，放入以上2味药，煮至药味俱出，调味即可。作早、晚餐常用汤品。功能疏肝清热。

❷发菜佛手蚌肉汤。蚌肉250克，发菜、琼枝各30克，蜜枣8枚，佛手、陈皮各12克。将发菜、琼枝浸泡，洗净；蚌肉、佛手洗净；陈皮浸软，刮白；然后将全部用料放入滚水锅内，用武火煮滚后，改用文火煮2小时，调味供用。佐餐当菜，随量服食。功能疏肝理气，化痰育阴。

❸竹菇淡菜煎。竹菇、淡菜各15克，牡蛎30克，红糖适量。用水煎汁，去渣。每日1剂，连服7~10天。功能化痰利湿，软坚散结。用于甲状腺肿大者。

(4) 膏方

❶青柿子羹。青柿子 1000 克，蜂蜜适量。青柿子去柄洗净，捣烂并绞成汁，放锅中煎煮浓缩至黏稠，再加入蜂蜜 1 倍，继续煎至黏稠时，离火冷却，装瓶备用。每日 2 次，每次 1 汤匙，以沸水冲服，连服 10～15 天。功能清热泻火，用于烦躁不安、性急易怒、面部烘热者。

❷复方夏枯草膏。夏枯草 100 克，沙参、麦冬、生地黄、玄参各 30 克，海藻 50 克，蜂蜜 100 毫升。将前 6 味洗净，共煎 2 次，取汁 500 毫升，加蜂蜜炼膏。每次服用 20 毫升，每日 3 次，20 天为 1 个疗程。功能疏肝清热。

3. 乐观心态，劳逸结合

甲状腺疾病有一定的遗传倾向，女性、有家族史、受过精神创伤的人发病率较高。但这只不过是易发因素，关键还在于个人的心理状态和情绪调节能力。良好的心态是预防甲亢的一剂良药。对周围事物保持乐观、豁达的态度，保持宽松的工作环境，维持和睦的家庭生活，对预防甲亢非常重要。

当感到自身压力过大时，不妨请家人、朋友或心理医生帮助。尽量给自己减压，常听优雅动听的音乐，培养种花、养鱼、养鸟等兴趣爱好，以怡情养性、安静神志，逐渐消除精神症状，避免心理负担过重导致甲亢发生。症状明显期间，应适当卧床休息。休息环境要安静，空气要流通。轻者可下床轻微活动，以不感到疲劳为度，不宜过多操劳家务。当病情稳定后，应参与一些有益的活动、工作，以调节生活乐趣，但不宜过劳，也不宜长期病休。

五、甲亢的治疗

西医有药物、手术、放射性碘[131]等治疗方法。其中最为常用的是药物治疗,包括抗甲状腺药物治疗和辅助药物治疗。手术为破坏性不可逆治疗,且可引起一些并发症,应慎重选择。用放射性碘[131]破坏甲状腺组织而达到治疗目的,有"内科甲状腺手术"之称。

针对甲亢的表现,中医多从气郁痰结、气阴两虚、阳亢风动、肝胃火旺、阴虚火旺、肝郁脾虚、心肝阴虚、痰结血瘀等方面辨证施治,常用中成药有四海舒郁丸、牡蛎散、珍珠丸、龙胆泻肝丸、知柏地黄丸、消瘰丸、甲亢灵片、复方甲亢膏、甲亢丸、昆明山海棠片等。

总之,甲亢一病病因复杂,临床表现多样,治疗较为棘手,教师们应当重视预防和保健,从我做起,从小事做起,远离疾病,身心健康。

第二节 教师防治肥胖症的智慧

现在我们很多教师朋友都非常在意自己的形体,经常会去测一测自己的体重,要是增重了心里便很纠结。确实,随着生活水平的提高,生活工具的日益便捷,越来越多的人们开始出现体重超标的问题。可能相当部分人认为肥胖只是一个形象问题,其实,肥胖与一个人的身心健康密切相关。肥胖本身不仅是一种慢性病,而且还会引起一系列其他疾病,如 2 型糖尿病、高血压、冠心病、脂肪肝、胆囊疾病、痛风等。现在大量研究证明，肥胖患者得上述疾病的机会比不肥胖者增加2～3倍以上。一些调查统计显示，在我们教师朋友中肥胖症发病率呈逐年上升趋势。在此提醒教师朋友们，在对学生关怀备至的同时也要给自己的健康把把关。本篇紧密联系教师这一行业，从教师的生活、工作特点出发，简明扼要地总结肥胖的原因，提出一些实用、简便、有效的防治方法，希望能为教师们的健康提供一些帮助。

一、什么是肥胖症

肥胖症又名肥胖病，英文名称为"obesity"，是指体内脂肪堆积过多和（或）分布异常，体重增加，是一种多因素的慢性代谢性疾病。当机体内热量的摄入量高于消耗量时，过剩的能量便以脂肪的形式逐渐积存在体内，造成体内脂肪堆积过多，导致体重超标、体态臃肿。因此肥胖症是慢性能量平衡失调的结果。此类肥胖称为单纯性肥胖。肥胖症也可能是某些疾病（如下丘脑、垂体的炎症、肿瘤、创伤，Cushin综合征，甲状腺功能减退症，性腺功能减退症）的临床表现之一，或是服用有发胖副作用的药物所致。此类肥胖属于继发性肥胖。

‖特别提醒‖

肥胖既是一个独立的疾病，又是2型糖尿病、心血管疾病、高血压、中风和多种癌症的危险因素。同时，肥胖者患骨关节病、脂肪肝、生殖激素异常等疾病的风险增加，被世界卫生组织列为导致疾病负担的十大危险因素之一。因此，有肥胖倾向的教师朋友应提高警惕。

二、帮助教师找病因

肥胖症的病因医学上尚未完全明了,有各种不同的病因,同一患者可有几种因素同时存在。肥胖症的病因学研究发现,导致肥胖症发生的主要原因是遗传因素和社会环境因素(个人行为因素)共同作用的结果。

1. 遗传因素

人类肥胖一般认为属多基因遗传,遗传在其发病中起着一个易发的作用。肥胖有一定的家族聚集性。双亲均为肥胖者,子女中有70%~80%的人表现为肥胖,双亲之一(特别是母亲)为肥胖者,子女中有40%的人较胖。研究表明遗传因素对肥胖形成的作用约占20%~40%。

2. 社会环境因素

考虑到教师职业的特点,主要包括以下几个方面:
(1) 缺乏体力活动

教师长期处于"两点一线"——学校至家庭的机械模式,接触的环境固定,活动空间狭小,活动时间较少。工作长期伏案,出行以车代步,网络的发展,连走路去图书馆都省了,平时稍有空闲也多喜欢上网、看电影,少有出去活动锻炼、接触大自然放松心情的,造成体力劳动与脑力劳动分配失衡,能量摄入大于消耗,势必造成能量在体内堆积形成脂肪。

(2) 进食行为不当

生活水平的提高,教师收入的增多,"食不厌精,脍不厌细"，高糖类食物、肉食、各种精制的食物和粗加工的半成品等也成为教师朋友们的厨房之选。这些食物热量都很高，容易在体内转化为脂肪。相当一部分教师因为赶时间而不吃早餐或对早餐草草了事，导致其午餐和晚餐时摄入的食物较多，而且一日的食物总量也增加。对于双职工家庭，午餐多在外凑合，比较重视晚餐，导致晚餐摄入过多，加上晚饭后大多活动较少，因此造成能量过剩。若经常上饭店参加宴会和聚餐，也会导致过量进食。

另外，快餐食品因其方便、快捷也备受教师们青睐，但快餐食品往往高脂肪和高能量，营养结构也比较单调，经常食用会导致肥胖和上瘾，形成恶性循环。一些教师朋友晚上备课时喜欢夜间加餐或喜欢零食也是导致肥胖的重要原因。

（3）空调

现在教师办公室里大多装有空调，空调让我们总是待在恒温的环境里，我们不用调节自己体内的热量。但正常环境下，如果气温很低，我们的身体就会自动消耗脂肪，以保持温暖；如果天气很热，我们的食欲就会降低。经常使用空调的教师，热量调节机制受阻，人体处于舒适环境中，代谢率也减慢，容易致胖。

（4）缺觉

教师常常因为要晚上备课而睡眠时间减少。许多教师朋友可能发现，每天吃得不多，睡眠时间也很短，可就是瘦不下来。其实研究表明，每天睡眠在4小时以下的人，比睡眠正常的人肥胖可能性要增加73%。这是因为睡眠不足可促进体内食欲因子的水平升高，影响胰岛素分泌，这些都可能导致肥胖的形成。因而，我们的教师朋友若晚上睡眠质量不高，可以在午休时小憩半小时至一小时，以补充晚上的睡眠不足，预防肥胖，还可以明显缓解疲劳，提高工作效率。

（5）精神因素

长期以来，许多人一直认为精神因素与肥胖无关，其实不然。精神压力增加时会引起饥饿反应，有无意识地从食物中存储能量的趋向。长期处于抑郁状态时，人体内血糖的有效利用率就会降低，便以脂肪的形式储存起来。当今社会，工作压力较大，精神情感以难得到满足，便会产生"情感饥饿"，为了缓解心理压力，容易用食物来补充，结果吃得多而发胖。这也正是许多教师朋友饮食控制较好，当受精神压力困扰时，仍会增加体重的原因。

此外，某些药物，如抗精神病药、糖皮质激素、含雌激素药等都有致胖的副作用。

‖特别提醒‖

科学家经过观察发现，肥胖在某些人群和在某些时期有集中的趋势。如结婚后、妊娠期、产后、中年期、更年期。另外，喜爱运动的教师朋友一旦停止或减少运动也容易发胖，希望引起大家的注意。

三、肥胖症的自我诊断

肥胖症的诊断方法及标准有：

❶根据身高、年龄及性别查表或按下式推算标准体重。

标准体重（千克）＝身高（厘米）－100，本法适用于身高155厘米以下者。

标准体重（千克）＝［身高（厘米）－100］×0.9，本法适用于身高 155 厘米以上者。

超过标准体重 20% 为肥胖，超过 10% 为超重或过重。

❷体重指数（BMI） BMI＝体重（千克）/身高（m）^{2}，单位是千克/m^2。该指标考虑了体重和身高两个因素，主要反映全身性超重和肥胖，不受性别影响。"中国成人超重和肥胖症预防控制指南"以 BMI 值"24"为中国成人超重的界限，BMI 值"28"为肥胖的界限。

❸腰围（WC）是反映脂肪总量和脂肪分布结构的综合指标。目前公认腰围是衡量脂肪在腹部蓄积（即中心性肥胖）程度的最简单、实用的指标。WHO 推荐的测量方法是：被测者站立位，两脚分开 25~30cm，体重均匀分配，用一根没有弹性、最小刻度为 1 毫米的软尺放在右侧腋中线胯骨上缘与第十二肋骨下缘连线的中点（通常是腰部的天然最窄部位），沿水平方向围绕腹部一周，紧贴而不压迫皮肤，在正常呼气末测量腰围的长度，读数准确至 1 毫米。中国肥胖问题工作组建议，对中国成人来说，男性 WC≥85cm，女性≥80cm 为腹部脂肪蓄积的诊断界值。

❹腰臀比（WHR）是腰围和臀围的比值。臀围是环绕臀部最突出点测出的身体水平周径。白种人 WHR 大于 1.0 的男性和 WHR 大于 0.85 的女性被定义为腹部脂肪堆积。

此外，尚有 CT 或 MRI、B 超等用于检测身体脂肪含量和分布。

在确定肥胖后应鉴别单纯性还是继发性肥胖症。单纯性肥胖是各种肥胖最常见的一种，约占肥胖人群的 95% 左右，是指非疾病引起的肥胖。其家族往往有肥胖病史。继发性肥胖和单纯性肥胖不同，是因疾病引起的肥胖，约占肥胖人群的 2%~5% 左右，以原发性疾病的临床症状为主要表现，肥胖只是这类患者的重要症状之一。

> 另外，肥胖跟其他疾病一样，都有一些先兆表现，比如：
>
> **易累** 近一段时间来容易感到疲惫，多活动一下就气喘吁吁，气不够用。
>
> **变懒** 素来勤快的人，变得懒惰，无精打采，不爱动。
>
> **贪睡** 睡眠特别香甜，睡的时间也充足，但仍然有睡不够的感觉，一躺下又睡了。
>
> **爱吃** 近来胃口大增，嘴不能歇着，总想吃点什么。
>
> 教师朋友若有上述表现，又除外了其他疾病，就要警惕肥胖的来临。

‖特别提醒‖

肥胖症并非单纯的体重增加，若体重增加是肌肉发达，则不应认为是肥胖症。

四、肥胖症的预防与保健

近年来在我国教师队伍中，肥胖症的发病率越来越高，怎样帮助我们的教师朋友预防肥胖呢？首先应当树立正确的观念，不要认为发胖（发福）就是"富贵"、"权威"的表现，肥胖不仅有损形体，还危害身心健康，降低生活质量，与一些慢性病的发生也息息相关，因此，肥胖症必须防治。其次，肥胖是可以预防和控制的，某些遗传因素也可以通过改变生活方式来抗衡。

1. 日常护理

❶教师朋友们应该建立节食意识，每餐不过饱，控制食欲，七分饱即可。尽量减少暴饮暴食的频度和程度，少吃零食，避免加餐。餐前喝汤或餐前先吃点水果可以获得饱腹感而减少进食。饭前可以慢跑或快走30分钟，可以有效地消耗体内储存的脂肪。

❷少吃油炸食品，尽量采用煮、煨、炖、烤和微波加热的烹调方法，用少量油炒菜。建议教师朋友们挑选脂肪含量低、体积较大且能量较低的食物，如蔬菜和水果，体积大而能量密度较低，又富含维生素和膳食纤维，膳食纤维可以促进肠道蠕动，减少脂肪吸收。另外，蔬菜和水果替代部分其他食物，能给人以饱腹感而不致摄入过多能量。我们平时的膳食结构中，蛋白质、碳水化合物和脂肪提供的能量比，应分别占总能量的15%～20%、60%～65%和25%左右。

❸减少饮用含糖（碳酸）饮料、酒类等，养成饮用白开水和茶水的习惯。

❹教师们在进食时可以细嚼慢咽以延长进食时间，每一口咀嚼30次以上，这样就容易获得饱腹感又有利于消化。用餐时间若没超过20分钟，腹部不会向大脑发出饱的信号而使人停止进食。另一种方法就是在进食时使用较小的餐具，使得中等量的食物看起来也不显得单薄。还可以按计划用餐，就是在进餐前将一餐的食物按计划分装，自我限制进食量，使每餐达到七分饱，这样还可以使上顿未进餐的教师朋友不致在下一餐过量进食。

❺不要生气后马上吃饭：情绪会影响胃酸分泌，不要带情绪

用餐，否则会损伤消化系统功能。

❻尽量不要陪别人吃饭：陪别人吃饭总要让别人满意，一吃就是好几个小时，吃的又大都是高热量的食物，还要喝酒。经常这样势必会导致肥胖。

❼建议教师朋友们养成观察并记录某些行为的习惯，如每天记录摄入食物的种类、量和摄入时间，进行了哪些运动，改变行为后所得到的结果等，其中监测体重对长期保持适当体重就非常管用。对行为的自我监测通常可以使教师朋友们向所希望的目标方向改变。对自我监测记录，一些教师朋友可能会感到麻烦，但是非常有用。

‖特别提醒‖

教师朋友们在节食的同时也要注意不可出现热量摄入过低和营养失衡，否则会引起衰弱、脱发、抑郁，甚至心律失常等。节食要科学，要循序渐进，不可急于求成。

2. 食疗方

有些教师朋友已经意识到在日常的饮食中就有一些食材对预防肥胖有作用，一些药食两用的中药材也可以防治肥胖。它们有些可以减少人体对脂肪的吸收，有些可以抑制体内脂肪的合成，有些可以促进体内脂质分解等等，从而收到减肥降脂的效果。因此，教师居家之时，可以选择性地采用下列一些食疗方法，不仅降脂减肥，还可以养生美容，不失为一种两全齐美的方法。

（1）脾虚湿阻型肥胖

主要表现为肥胖或伴有水肿、疲乏无力、肢体困重、腹胀、食欲低下、尿少或便溏、舌质淡苔白腻等。宜健脾化湿、利水消肿，可以参考下列食疗方。

❶参苓芪术鲫鱼汤。党参20克，茯苓20克，黄芪10克，炒白术15克，鲜鲫鱼1条（重约250克），生姜2~3片，调料适量。鲫鱼去杂洗净，其余材料洗净，一同放入瓷锅内加水清炖至熟，加适量调料。喝汤吃鱼。

❷参芪冬瓜薏米鸡肉粥。党参25克，黄芪10克，冬瓜片200克，薏米150克，鸡肉块100克，赤小豆80克，红枣8枚，调料适量。上7味洗净，取党参、黄芪水煎取汁适量。入其余用料一同煮稠，加适量调料。

（2）脾肾阳虚型肥胖

主要表现为体胖肢冷、喜暖畏寒、神疲乏力、食欲差、大便不成形、舌淡苔白、脉沉等。宜温补脾肾、化气利水，可参考下列食疗方：

❶肉桂二仙羊肉汤。肉桂10克，仙灵脾10克，仙茅5克，生姜5片，羊肉500克，调料适量。上五味洗净，加水入砂锅炖熟，加适量调料。吃肉喝汤。

❷干姜汁炒韭菜洋葱兔肉。干姜10克，韭菜、洋葱各100克，兔肉200克，调料适量。干姜水煎取汁，入兔肉及料酒煮沸，改小火煮至兔肉半熟，加洋葱和韭菜段煮熟炒干，加调料适量。

（3）胃热湿浊型肥胖

主要表现为肥胖伴食欲旺盛、容易饥饿、口渴喜饮、口气重、大便秘结、舌红苔黄腻、脉弦滑等。宜清胃化湿、通腑消胀，可参考下列食疗方：

❶荷叶除湿粥。干荷叶30克，丝瓜皮、西瓜皮各50克，绿豆、大米各60克，冬瓜块60克，冰糖适量。前3味水煎取汁，

入大米、绿豆、冬瓜块煮成粥，加冰糖适量即可。

❷六一竹叶薏米粥。六一散 30 克，淡竹叶 10 克，番泻叶 8 克，薏米、大米、绿豆各 50 克，蜂蜜适量。前 3 味水煎取汁，入薏米、大米、绿豆煮成粥，加蜂蜜适量即可。

（4）肝气郁结型肥胖

主要表现为肥胖伴胸胁闷满、烦躁易怒、腹胀食欲差、月经不调、口苦舌燥、舌苔白腻、脉弦等。宜疏肝理气、化湿减肥，可参考下列食疗方：

❶青皮柚皮蘑菇汤。青皮 10 克，柚子皮碎末 10 克，鲜蘑菇片 60 克，笋丝 30 克，嫩豆腐小块 200 克，盐、味精、麻油各适量。前两味水煎取汁，入其余各味煮熟即可。当汤食用。

❷玫瑰茉莉玳玳花茶。玫瑰花、茉莉花、玳玳花、荷叶、川芎各等量，冰糖适量。前 5 味烘干为末和匀，贮瓶备用。每日 2 次，每次取药末 10 克，冲入沸水，加冰糖调味，代茶饮用。

此外，具有减肥功效的主食有燕麦、玉米、绿豆、赤小豆、薏苡仁、大豆、花生等；预防肥胖宜经常食用的蔬菜有冬瓜、黄瓜、萝卜、胡萝卜、魔芋、马齿苋、竹笋、海带、木耳、蘑菇、韭菜、番茄、菠菜、鲜藕等；具有减肥功效的水果干果包括山楂、苹果、核桃、葡萄、香蕉、柠檬、木瓜、乌梅等；不易致胖的肉类有鹌鹑肉、鸡肉、兔肉、瘦猪肉、鲤鱼、海蜇、牡蛎、海参、黄鳝等。

3. 运动调理

加强体育锻炼与适当控制膳食总能量和减少饱和脂肪酸摄入量相结合，促进能量负平衡，是世界公认的减肥良方。合理锻炼在防治肥胖方面有着不错的疗效，但也应该遵循一定的锻炼原则：

运动强度应适度 教师朋友应根据自己的身体状况对运动强度进行适当控制。一般来说,最适合的运动心率为最大心率的 60%~70%。最大心率 = 220 - 年龄。老年教师朋友应适度降低。

运动量应适度 可通过自身的感觉来衡量运动量的标准,以运动后微微汗出,肌肉有轻微酸痛感,休息后即可恢复正常,无其他不适为合适运动量。

运动时间应适度 早晨和傍晚比较适宜运动,尤以傍晚(晚饭后)为佳。禁忌在饱餐后或饥饿时运动。每次运动以 30~90 分钟为宜,少于 30 分钟机体以糖类分解为能量来源,起不到减肥作用。

运动频率应适度 一般来说,每周至少运动 3~4 次,5 次最佳。若身体状况好的教师朋友可以每日运动 1 次。

运动应循序渐进 提醒教师朋友,开始运动量不宜过大,在身体适应后再逐渐加大运动量、运动时间和运动频率。

运动应持之以恒 通过运动锻炼防治肥胖是一个长期的过程。若一时心血来潮狂运动一番,不仅起不到健身的作用,甚至可能对身体有害。教师朋友应引起注意。

选择适合自己的运动项目 教师朋友可以根据自己的性别、年龄、体质和个人兴趣等选择适合自己的运动项目。提倡教师们采用有氧运动,如步行、慢跑、游泳、骑车、太极拳、交谊舞等。体力较好的青年教师可以选择球类等活动强度稍大些的运动。

给教师朋友们介绍两种安全有效的运动项目：

（1）有氧步行

有氧步行的运动强度不大，属于中等强度的运动。与以燃烧糖类为主要能量来源的剧烈运动不同，有氧步行可以促进脂肪的燃烧，起到减肥的效果。

❶运动时间：每次步行时间应在1小时以上，以1.5小时为佳，至少也应持续30分钟以上。步行的最佳时间为每天晚上的7点到8点，即晚饭后、睡觉前。

❷步行速度：应为快速步行，大约每分钟200步左右，至少每分钟140步。

❸步行姿势：身体挺直、抬头挺胸、腹部微收、双目平视前方，以鼻自然呼吸、口唇紧闭，双脚直步前行、踏地时平衡用力、尽量轻快，手臂随腿部协调而自然摆动。

❹保持步行的兴趣：为了将有氧步行进行到底，兴趣很重要。教师朋友可以采用变化步行环境、改变步行路线或穿插一些其他运动，如慢跑、跳动等于步行中等方法保持对步行的兴趣。

（2）有氧运动之王——健身跑

❶跑步时间：健身跑持续时间可以根据身体状况有所不同，身体素质好的教师朋友可持续40~45分钟，身体较差的教师朋友可将时间控制在15~30分钟，而最理想的健身跑时间为30~40分钟。

❷提醒教师朋友在进行健身跑时，一定要注意跑步姿势：全身自然放松、抬头挺胸、上身稍稍前倾，小腹微收，双眼平视前方，呼吸为腹式呼吸，均匀规律地进行。健身跑时，应以脚尖先着地，重心逐渐往脚后跟转移，然后蹬地迈出下一步。迈步时，大腿要积极摆动、迈大步；小腿处于放松、自由摆动的状态。

❸注意事项：不宜空腹或者饥饿状态下跑步，可在健身跑之前喝杯牛奶或吃几片饼干等。在跑之前，应做些热身运动。跑步结束后，也不宜马上停下来，更不宜坐下休息，而应缓步行走一会儿。若要在跑步后洗澡，应休息15分钟后再洗。

体重过重的教师朋友不适合健身跑，因为过重的体重可能造成肢体骨关节的损伤。另外，健身跑的运动强度较步行大，所以老年教师和伴有哮喘病和心脏病的教师朋友不宜选择这种防治肥胖的方法。

防治肥胖的运动项目有很多，其实，教师朋友可以把增加体力活动的意识融于生活中，随时锻炼。例如，在城市，鼓励教师在1公里距离内用步行替代坐车；短途出行骑自行车；提前一站下车然后步行到目的地；步行上下5层以内的楼梯以替代乘电梯等等。对于身体素质较差或年龄较高的教师每天30~60分钟甚至更多时间的活动不要求一定是连续的，每次活动的总时间可以累加，但每次活动时间最好不少于10分钟。

教师们在实施运动计划过程中，应注意逐渐增加运动量和强度，避免过量，以预防急性和慢性肌肉关节损伤。对有心、肺疾病或近亲中有严重心血管病史者，最好按照医生的建议逐步增加活动量。在剧烈活动前应有充分的热身和伸展运动，运动后要有放松活动，让体温慢慢下降，以减少肌肉损伤和酸痛的几率。

‖特别提醒‖

如出现以下症状时，应立即停止运动：

＊运动中或运动后即刻出现胸部、上臂或咽喉部疼痛或沉重感；

＊特别眩晕或轻度头痛、意识紊乱、出冷汗或晕厥；

＊严重气短；

＊身体任何一部分突然疼痛或麻木；

＊一时性失明或失语；

＊心跳不正常，如出现心率比日常运动时明显加快、心律不齐、心悸、心慌、心率快而后突然变慢等。

4. 按摩保健

此法不仅可以预防肥胖，还可以让教师们在享受放松之余，收到美容、通便、调节内分泌等效果。下面介绍几种实际应用的按摩减肥处方：

（1）面部按摩法

方法一：以双手指腹，由内向太阳穴方向，分别按摩额部、眉部、下眼睑、鼻孔下、下颌部、嘴角处和鼻梁两侧。早晚各一次，每次3~5分钟。

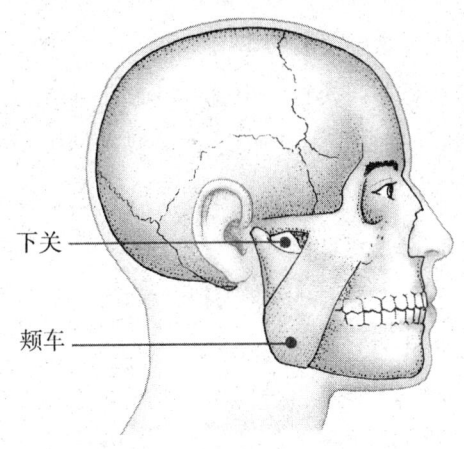

图6-1 下关穴、颊车穴

方法二：以拇指或者食指同时从下往上稍微倾斜推压和按压脸颊两侧的下关穴和颊车穴。每次 5 分钟，每日 2 次。

下关穴：在面部、耳前方，当颧弓与下颌切迹所形成的凹陷中。

颊车穴：在面颊部，下颌角前上方约一横指（中指），当咀嚼时咬肌隆起，按之凹陷处。

（2）腹部按摩法

❶按摩前淋浴或用热毛巾敷腹部（肚脐周围）10 分钟，目的是扩张毛孔。

❷在施术部位上涂减肥膏，起润滑作用同时增加按摩疗效，没有减肥膏可用润滑油代替。

❸双手重叠，掌根、大鱼际着力，用按揉法，以肚脐为中心，先顺时针后逆时针分别按揉压 100 圈。按揉的力量要平稳、深透（不能停止在表皮）、频率稍快、总施术时间约 10~15 分钟。这一手法能增强胃肠蠕动、健脾利湿、通便，以达到分解皮下脂肪和加强皮下脂肪代谢的作用。

❹用拇指点压下列穴位：中脘穴（脐上 4 寸）、关元穴（脐下 3 寸）、气海穴（脐下 1.5 寸）、水分穴（脐上 1 寸）（以上见图 4-2）、子宫穴（脐下 4 寸，开旁 3 寸，左右对称）（图 6-2）、照海穴（内踝下缘凹陷处）（图 6-2）、支沟穴（腕背横纹上 3 寸，左右手）（图 4-4）、天枢穴（脐旁 2 寸，左右对称）、梁门穴（脐上 4 寸旁开 2 寸，左右对称）（以上见图 4-1）。各穴点压 1~2 分钟，有热、胀、酸、痛感为佳。点压法可治疗腹胀、便秘，有改善内分泌紊乱的作用，促进皮下脂肪分解。以上方法，每日早晚各做 1 次。只要坚持，定能收到满意效果。（注：

4指宽为3寸，3指宽为2寸，2指宽为1寸）

（3）腰臀部按摩法

首先取仰卧位，双脚用力下蹬，同时吸气提臀，片刻后放松，重复15～20次；然后俯卧位，将下肢交替抬起，尽量抬至最大限度，反复20～30次；然后俯卧位，先以双手拇指和食指、中指相对，同时拿捏臀部肥胖处，持续2分钟；然后以双手掌面

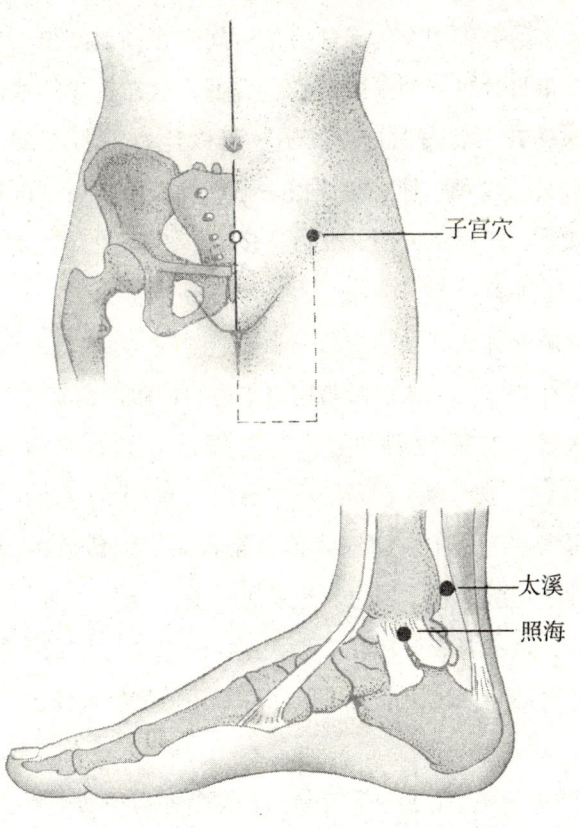

图6-2 子宫穴、照海穴

用力按搓两侧的臀部 2 分钟；双手握实拳，以掌关节的凸起部位按摩腰椎两侧的软组织。

站立后，双手叉腰，吸气、收腰，双手向内侧推按腰部 2 分钟；随后，双手握空拳，叩击腰臀部 2 分钟；最后，双手下垂，挺胸直腰，原地跳跃 1 分钟。

5. 瑜伽防治肥胖

绝大多数教师朋友每天都要长时间坐在办公室里工作，坐下时全身的重量都集中到了腰、腹、臀部，这样造成这些部位脂肪积聚。这里有一套瑜伽塑身操不仅可以让教师朋友在"一尺见方"的办公位里稍作休息时放松一下筋骨，而且还可以收到健美瘦身的效果，既简单方便又获益良多。

（1）椅后小鸟式

❶双脚并拢，正立于椅后一步处。

❷手扶椅背，上体前倾与地面平行，两眼向前看。

❸吸气，右腿向后伸直，与左腿成直角，两腿膝盖保持平直。

❹慢慢呼气，将右腿继续抬高至极限，停留数秒，深吸气。直至臀部产生酸痛感，回位，重复另一侧。

功效：促进血液循环和新陈代谢，有效去除下肢及臀部多余脂肪，亦可防止久坐引起的下肢胀麻和下肢静脉曲张。

（2）三角伸展式

❶双脚并拢，左手轻扶椅背，右臂平伸与地面平行。

❷吸气，两腿慢慢分开。

❸呼气，慢慢向左侧弯腰，在弯腰过程中要保持右臂与躯干

成 90 度。

❹吸气，慢慢回到动作❷，然后对侧做同样的动作。

功效：消除腰部赘肉，还对多种皮肤病有好处，使面部增添一种健康的神采。注意动作过程中双手应轻扶椅背，切勿施重力。每天做 3～5 次。

6. 热水浴法

热水浴不但可以消除教师朋友一天工作下来的疲劳，还有很好的减肥作用。主要是通过出汗排出水分，同时消耗大量的热量以起到减肥的效果。此法简单方便，最好是池浴，建议教师们在饭后 2～3 小时内进行，此时消耗能量最多。一般 1 周可减去 1 千克左右，若结合其他方法，效果更佳。此法与桑拿有异曲同工之妙。

7. 调摄情绪

良好的情绪能使体内各系统的生理功能保持正常，这对预防肥胖是很重要的。反之，沉默寡言、情绪抑郁，会引起机体功能紊乱，代谢减慢，以致发胖。教师朋友可以工作之余培养自己的兴趣爱好，参加公众活动或外出旅游散心等，让自己精神状态保持积极乐观向上，这样肥胖也会离你远去。

8. 监测体重

建议教师们监测自己的体重，预防体重增长过多、过快。成年后的体重增长最好控制在 5 公斤以内，超过 10 公斤则相关疾病危险将增加。要提醒有肥胖倾向的教师朋友（特别是腰围超标者),定期检查与肥胖有关疾病危险的指标,尽早发现高血压、血脂异常、冠心病和糖尿病等隐患,并及时治疗。

五、肥胖症的治疗

已有超重和肥胖或伴有肥胖相关疾病的教师,应树立信心,积极防治。肥胖症是一种多因素的慢性代谢性疾病,期望短期恢复到所谓的"理想体重"往往不太现实,但是即使在一年之内比原有体重减少5%~10%就会对健康有极大好处。针对目前肥胖的成因,治疗的目的不该定位在"去除体内多余脂肪并防止其再生",而应该是将患者由"肥胖功能状态"转变为"正常功能状态",并长期维持。所以,减肥除了减少热量摄入外,保证人体需要的营养素和保护人体各项功能正常运行是必须遵守的,否则就会铸成大错。

1. 中成药治疗

中医学认为肥胖病机多责之于肝、脾、肾等,多因饮食不节、久卧久坐、七情所伤、脏腑功能失调、先天禀赋等因素所致。部分教师的肥胖通过节食或锻炼等仍未见明显效果,或常出现反复,抑或伴有其他疾病,对于这类的肥胖,教师朋友们可以去正规医院,在专业医师的指导下接受中药治疗。常用中成药主要有:参苓白术丸、山楂丸、枳术宽中颗粒及朴实颗粒等。

2. 针灸治疗

针灸减肥是通过刺激相应的穴位,疏通经络,平衡阴阳,调理内分泌及调整脾胃功能,保持水液代谢的各个环节的正常运行，从而靠机体自身的生命功能来自行调节，促进代谢，促进脂肪运动和分解，减去多余脂肪，标本兼顾，使机体达到一个正常的生理平衡，真正达到由"肥胖的功能状态"转变为"正常的功能状态"。针灸在肥胖症的治疗中疗效还是较为显著的，同时还可以防治其他的疾病。正因为如此，针灸治疗肥胖症近年来受到热捧，很多教师朋友也常选择针灸来防治肥胖，但必须去正规医院接受针灸治疗。

本章主要参考文献

[1] 陈春明，孔灵芝．中国成人超重和肥胖症预防控制指南．北京：人民卫生出版社，2006.

[2] 陈惠中．肥胖病的自然疗法．上海：上海科学技术文献出版社，2007.

[3] 范晓清．肥胖症中医自诊自疗．北京：化学工业出版社，2008.

[4] 何玲，江婵娟．耳穴贴压在临床减肥中的应用．陕西中医学院学报，2003（3）．

[5] 黄泰康．内分泌与代谢疾病．北京：中国医药科技出版社，1999.

[6] 胡献国．肥胖症的自诊自疗．北京：中国经济出版社，2005.

[7] 惠延年．眼科学．北京：人民卫生出版社，2001.

[8] 刘平．甲亢最佳保健方案．南昌：江西科学技术出版社，2007.

[9] 刘喜明，谭凤森．中医教您防治肥胖．北京：人民军医出版社，2005.

[10] 陆再英，钟南山．内科学．北京：人民卫生出版社，2008.

[11] 倪世美，金国梁．中医食疗学．北京：中国中医药出

版社，2004.

［12］王乃平．药理学．上海．上海科学技术出版社，2006.

［13］王兴国．甲状腺疾病饮食与中医调养．北京：人民军医出版社，2009.

［14］王炜俐．办公室里的魔法瑜伽．中国女性（中文海外版），2004（4）．

［15］吴里平．中医药膳减肥法．药膳食疗，2001（2）．

［16］吴在德，吴肇汉．外科学．北京：人民卫生出版社，2008.

［17］徐蓉娟．内科学．北京：中国中医药出版社，2007.

［18］（宋）严用和．重辑严氏济生方．北京：中国中医药出版社，2007.

［19］钟春华，廖志锋．肥胖症的中医治疗进展．安徽中医临床杂志，2002（1）．

第七章　教师防治神经精神系统疾病的智慧

困扰教师的不仅是躯体器官的疾病，神经系统疾病也正在威胁着教师的健康。神经系统疾病，往往会造成焦虑、忧虑及恐慌，直接影响广大教师的工作效率和生活质量。因此必须提醒诸位教师朋友对神经系统疾病给予足够的重视，并及早进行预防、保健与治疗。

第一节　教师防治失眠的智慧

一、什么是失眠

对教师朋友来说失眠现象非常普遍，那么什么是失眠呢？失眠，通常指人对睡眠时间或质量不满足并影响白天生活的质量的现象。前一夜失眠后会觉得第二天疲乏没有精神，或不能精力充沛地去工作。按病程分类：急性失眠，亚急性失眠，慢性失眠。按严重程度分类：轻度，中度，重度等。按表现分类可分为：

❶入睡困难：入睡时间超过30分钟。

❷睡得时间不够长：夜间觉醒次数超过2次或凌晨早醒。

❸睡眠质量不好：多恶梦。

❹总的睡眠时间少：少于6小时。

❺对日间的影响：第二天的早晨感到头昏，精神不振，嗜睡，乏力等。

通过以上我们可以得知，失眠的表现包括：入睡困难，不能熟睡，睡眠时间减少，早醒、醒后无法再入睡，频频从恶梦中惊醒，容易被惊醒，有的对声音敏感，有的对灯光敏感。自觉整夜都在做恶梦，睡过之后精力没有恢复。发病时间可长可短，短者数天可好转，长者持续数日难以恢复。

二、帮助教师找病因

繁重的工作，较大的工作压力，通常是导致教师失眠的主要原因。失眠的病理生理过程相当复杂，其发病因素多种多样。下列因素在教师失眠的产生和复发中起着重要作用：

❶因身体疾病造成的失眠。造成失眠的身体疾病有心脏病、肾病、哮喘、溃疡病、关节炎、骨关节病、肠胃病、高血压、睡眠呼吸暂停综合征、甲状腺功能亢进、夜间肌阵挛综合征、脑疾病等。

❷生理原因造成的失眠。环境的改变，会使人产生生理上的反应，如乘坐车、船、飞机时睡眠环境的变化；卧室内强光、噪音、过冷或过热都可能使人失眠。有的人对环境的适应性强，有的人则非常敏感、适应性差，环境一改变就睡不好。

❸心理、精神因素导致的失眠。心理因素如焦虑、烦躁不安或情绪低落、心情不愉快等，都是引起失眠的重要原因。面临生活的打击、工作压力、未遂的意愿及社会环境的变化等，会使教师们产生心理和生理反应，导致神经系统的功能异常，造成大脑的功能障碍，从而引起失眠。

❹服用药物和其他物质引起的失眠。如果教师朋友长期服用安眠药,一旦戒掉,也会出现戒断症状——睡眠浅、恶梦多等停药的反应。对于平日喜爱茶、咖啡、可乐类等含有中枢神经兴奋剂的饮料的教师,失眠的原因可能是咖啡碱的作用,尤其在晚间饮用可引起失眠。

三、失眠的自我诊断

教师朋友们根据以下症状诊断失眠并不困难。首先,由于压力过重,或有时情绪的刺激、兴奋、焦虑,会感觉有一段时间不能入睡,也就是常说的"睡不着",如果这种现象小于一周,则称为短暂性失眠。第二,如果教师朋友们在平时的生活中遭遇持续性的压力,如重大身体疾病或手术,亲朋好友的过世,严重的家庭、工作或人际关系问题,会出现上述短暂性的失眠持续一周到一个月以上,甚至持续数年之久。大于一个月以上的失眠称为长期失眠。

‖特别提醒‖

失眠应与一时性失眠、生理性少寐、他病痛苦引起的失眠相区别。这里所说的"失眠",是单纯以失眠为主要症状,表现为持续的、严重的睡眠困难。若因一时性情志影响或生活环境改变引起的暂时性失眠不属病态。至于老年教师少寐早醒,亦多属生理状态。若因其他疾病痛苦引起失眠者,则应以祛除有关病因为主。

四、失眠的预防与保健

1. 睡眠四要素

如果以每天睡眠八小时计算，人的一生有三分之一的时间是在睡眠中度过的。睡眠的好坏，与人的心理和身体健康息息相关。睡眠有四要素，对睡眠的质量影响很大，下面向各位老师介绍保证良好睡眠的四要素：

（1）睡眠的用具

无论您家里是南方的床，还是北方的炕，在安放或修造时，都宜尽量南北顺向，睡觉时头北脚南，使机体不受地磁的干扰。铺的硬度宜适中，过硬的铺会使人因受其刺激而不得不时常翻身，难以安睡，睡后周身酸痛；枕高一般以一肩（约10厘米）为宜，过低易造成颈椎不适。在夏季，枕头要经常翻晒，以免病菌进入口鼻，肺系疾病增多。

（2）睡眠的姿势

睡眠的姿势有时会直接关系到在睡眠时身体能不能得到充分的放松，所以，选择舒适、有利于病情的睡位，有助于安睡。

（3）睡眠的时间

睡眠时间一般应维持7至8小时，但不一定强求，应视教师朋友的个体差异而定。入睡快而睡眠深、一般无梦或少梦者，睡上6小时即可完全恢复精力；入睡慢而浅睡眠多、常多梦恶梦者，即使睡上10小时，仍难精神清爽，应通过各种治疗以获得有效睡眠，单纯延长睡眠时间对身体无益。由于教师的生理节奏较固定，所以顺应这种生理节奏，有利于提高工作效率和生活质量，反之，则对健康不利。

（4）睡眠的环境

睡眠的好坏，与睡眠环境关系密切。在 15～24℃的温度中，可获得安睡。冬季关门闭窗后吸烟留下的烟雾，以及逸漏的燃烧不全的煤气，都会使人不能安睡。如果您的家在发射高频电离电磁辐射源附近，那么长期睡眠不好而非自身疾病所致者，最好迁徙远处居住。

2. 食疗方

（1）清心美梦茶

❶灯芯草竹叶茶。灯芯草 5 克，鲜竹叶 30 克。以上两味切碎，加水煎汤，去渣取汁，代茶饮，每日 1 剂。有清心降火，清热止渴除烦的作用。主要用于虚烦不眠。

❷桑葚药茶。桑葚 15 克，煮水，每日一剂，代茶饮用。本茶功效以滋补肾阴、清心降火为主。主要用于心肾不交所致的失眠。

❸豆麦茶。黑豆、浮小麦各 30 克，莲子 7 个，黑枣 10 克。加水煎汤，去渣取汁。每日两次代茶饮。此茶有健脾养心，养血安神的效用，主要适用于虚烦不眠、夜寐盗汗、神疲乏力、记忆力减退的失眠。

❹脑清茶。炒决明子 250 克，甘菊、夏枯草、首乌、五味子各 30 克，麦冬、枸杞子、桂圆各 60 克，桑葚 120 克。上药研为细末，取少量，开水冲泡代茶饮。主要功效为平肝益肾，养血安神。适用于头晕，眼花等伴有失眠的教师。

❺酸枣仁茶。酸枣仁 10 克，白砂糖适量。将枣仁打碎开水

冲泡，加入白砂糖少许调味，代茶饮用。此茶养血安神，若教师朋友们有失眠伴有心悸、心慌者可用之。

（2）安神助眠药膳

❶龙眼莲子羹。龙眼肉20克，莲子20克，百合20克。莲子用开水浸泡，去皮；百合开水浸泡；龙眼肉去核，与莲子、百合共放入碗中，加冰糖和水，入蒸笼蒸熟。一次食用完毕。本方有补脾养心、安神之效，适用心脾两虚型失眠，以多梦易醒、心悸健忘，或兼有头晕目眩、肢倦神疲、饮食无味、面色少华、脘闷纳呆等为主要表现的教师们比较适合食用。

❷地黄枣仁粥。生地黄50克，酸枣仁30克，粳米100克。生地黄、酸枣仁加水煎煮、取汁，用汁与粳米煮粥，分两次食。此粥有滋阴降火、清心安神的作用，适用于阴虚火旺型失眠。若教师的失眠症状以心烦不寐、心悸不安为主症，或兼有头晕、耳鸣、健忘、腰酸梦遗、五心烦热、口干津少，可以尝试食用。

❸龙眼肉粥。龙眼肉50克，粳米100克。二物一同加水煮粥。随量食用，每日1剂。此粥方适用于心虚胆怯引起的失眠，症见不寐多梦、易于惊醒，或兼有胆怯恐惧、遇事易惊、心悸气短、倦怠、小便清长，或虚烦不眠、形体消瘦、易疲劳、头晕目眩等。

❹竹沥贝蔻饮。竹沥10毫升，白豆蔻3克，川贝10克，冰糖20克。将白蔻、川贝、冰糖加水煮取汁，再加入竹沥，分2～3次饮用。此饮有清热化痰安神的作用，主要适用于痰热内扰型失眠，表现为不寐、头重、痰多胸闷、心烦、嗳气，或有口苦、目眩，或大便干结，重则彻夜不眠等。

3. 泡脚助安眠

脚被称为人的"第二心脏"。所以,坚持泡脚和足部按摩,对防治失眠有很好的疗效。

对于经常失眠的教师,可先用热水泡脚20分钟,水最好泡至足踝关节以上,这是足部按摩前的准备工作。泡完脚后进行足部反射区按摩。首先将足底搓热,再搓足背及足部内外侧,然后重点按压肾、心、肝、失眠点、大脑、垂体、三叉神经、甲状旁腺、性腺,每个反射区按压5至8秒。

除了运用手指和指关节按摩,还可以使用按摩棒、按摩球、磁波轮、六轮辊、脚踏板等按摩工具按摩双脚反射区,也可以让家人帮助您。

下面为教师朋友们介绍几种浴足方:

❶磁石足浴液:磁石30克,菊花、黄芩、夜交藤各15克。用法:水煎2次,去渣取液,趁热浸洗双足。每晚1次,浴后即可上床睡觉,连续3～5日。主要有清热镇静、和胃安神作用。因为教师平时工作繁忙,不妨空闲时提前做好做足浴准备,可以先行将足浴液煎好,然后放在冰箱中备用,待用时将其取出加热至沸腾后兑入温水中足浴即可。

❷二仁磁石液:酸枣仁、柏子仁、磁石各30克,当归、知母各20克,朱砂10克。用法:上药入药锅中,加适量水煮后去渣取汁足浴,睡前1次,每次15～30分钟,2日1剂。此方主要有镇静安神作用。

❸红花足浴液:红花、花椒、荷叶心各3～5克。用法:将上药置温热水中10～15分钟后足浴。每次约10分钟,每晚1次。

主要有宁心安神的作用。

4. 音乐防治失眠

音乐疗法自古有之，中国古代的《黄帝内经》早在两千年前就提出了"五音疗疾"。在《史记》中也有"故音乐可以动荡血脉，通流精神而正心也"的记载。在埃及的古书中也把音乐称为"灵魂之药"。下面我就向教师朋友们介绍这种"灵魂之药"。

❶中医认为五音宫、商、角、徵、羽分别配属五行之木、火、土、金、水。分而论之，描述春回大地、万物萌发、生机盎然的旋律具有"木"之性；热烈欢快、活泼轻松、层次分明、情绪欢畅的旋律具有"火"之性；风格悠扬沉静、淳厚庄重的旋律具有"土"之性；风格高亢悲壮、铿锵雄伟的旋律具有"金"之性；风格清纯、凄凉哀怨，如天垂晶幕、行云流水般的旋律具有"水"之性。

❷平时急躁易怒、夜晚失眠的教师，可选择听一些"水"性的音乐，比如可选择小提琴协奏曲《梁祝》、《二泉映月》、《汉宫秋月》等，此种音乐可以缓和、制约、克制急躁的情绪。若平时多思多虑、多愁善感，可选听一些"木"性的曲调，如《春江花月夜》、《月儿高》、《月光协奏曲》。愤怒压抑时也可听"木"性的音乐疏导情绪，怒而动火者，可酌加"金"性音乐如德沃夏克的《自新大陆》、艾尔加《威风堂堂》等。音乐疗法每日2~3次，每次以30分钟左右为宜。最好戴耳机，以免受外界干扰。为避免产生厌烦最好选择多首乐曲。音量控制在70分贝为佳。

五、失眠的治疗

失眠属心神病变,重视精神调摄和讲究睡眠卫生具有实际的防治意义。积极进行心理情志调整,克服过度的紧张、兴奋、焦虑、抑郁、惊恐、愤怒等不良情绪,做到喜怒有节,保持精神舒畅,尽量以放松的、顺其自然的心态对待睡眠,反而能较好地入睡。教师朋友应建立有规律的作息制度,从事适当的体力活动或体育锻炼,增强体质,持之以恒,促进身心健康。同时应养成良好的睡眠和生活习惯。晚餐要清淡,不宜过饱,更忌浓茶、咖啡及吸烟。睡前避免从事紧张和兴奋的活动,养成定时就寝的习惯。另外,要注意睡眠环境的安宁,床铺要舒适,卧室光线要柔和,并努力减少噪音,去除各种可能影响睡眠的外在因素。

临床对重症失眠可选用药物治疗。重症失眠患者应去正规医院,在医生指导下用药,不可自行乱服镇静催眠药物。

第二节 教师防治神经衰弱的智慧

一、什么是神经衰弱

教师朋友们可能对神经衰弱这个名词有所了解,但似乎对它的确切定义不是很清楚。神经衰弱是指精神容易兴奋和脑力容易疲劳,常伴有情绪烦恼和一些心理生理症状的一种神经症。神经衰弱一词最先由美国医生 Beard 提出,但是近年来又在分类中取消这一名词。但是在我国和国际疾病分类中均保留神经衰弱这一诊断。

目前，国际上有把神经衰弱的症状局限于容易疲劳为主要表现的倾向。神经衰弱常在脑力工作者中发病，所以在从事脑力工作的教师人群中的发病还是比较高的。神经衰弱属于心理疾病的一种，是一类神经容易兴奋和脑力容易疲乏、常有情绪烦恼和心理生理症状的神经症性障碍。神经衰弱病人的临床表现是复杂的，通常认为最主要的表现是脑力不足、失眠、敏感、情绪波动等。

二、帮助教师找病因

神经衰弱的生理病理过程相当复杂，其发病因素多种多样。但下列因素在教师神经衰弱的产生中起着重要作用：

❶精神因素是造成神经衰弱的主因。教师们每天面对繁重的工作，可引起持续的心情紧张，使神经活动强烈而持久地处于紧张状态，超过神经系统所能耐受的限度，即可发生神经衰弱。

❷人类大脑皮质的神经细胞具有相当高的耐受性，一般情况下并不容易引起神经衰弱。教师们在紧张的脑力劳动之后，虽然产生了疲劳，但稍事休息或睡眠后就可以恢复。但是，强烈紧张状态的神经活动，一旦超越耐受极限，就可能产生神经衰弱。

看了以上的分析我们了解到，其实工作压力过大而又得不到及时的休息和调整是神经衰弱的发病原因。这对于教师朋友们来说非常重要，因为了解了病因，就应该会主动调整生活节奏，不会无限制地加班加点拼命工作了。其实，对神经衰弱一病，休息是最好的预防和治疗。

三、神经衰弱的自我诊断

神经衰弱是一种功能障碍性病症，所以症状表现繁多，如果具备以下特点，可以诊断本病：

❶有显著的衰弱或持久的疲劳症状。如经常感到精力不足，萎靡不振，不能用脑，记忆力减退，脑力迟钝，工作中注意力不能集中，工作效率显著降低，即使充分休息也不能消除疲劳感。如果出现了以上症状，再对全身进行检查，又无躯体疾病如肝炎等，也无脑器质性病变之后，就有神经衰弱的可能了。

❷当您的症状中存在以下两项时，也可能提示您有神经衰弱：易兴奋又易疲劳；情绪波动大，遇事容易激动，烦躁易怒，焦虑和紧张不安；因情绪紧张引起紧张性头痛或肌肉疼痛；睡眠障碍，表现为入睡困难，易惊醒，多梦。

❸如果上述症状存在3个月以上，排除了其他神经症和精神性疾病，就可以诊断神经衰弱了。

‖特别提醒‖

在诊断神经衰弱时，要注意与其他可能造成类似神经衰弱症候群的疾病相鉴别。如结核病、肝炎、风湿病、甲状腺功能亢进、糖尿病等慢性消耗性疾病常产生躯体和精神疲劳感，易误诊为神经衰弱；有头部的慢性炎症，如慢性鼻炎、慢性鼻窦炎、慢性咽炎等，也常出现神经衰弱的症候群。所以有以上症状或疾病时，应到医院的专科进行全面的检查，结合必要的实验室检查，可做出鉴别。

四、神经衰弱的预防与保健

1. 行为预防

神经衰弱的预防说起来很简单，就是注意适度减压。教师们可以多做运动，陪爱人聊聊天，做些工作之外的其他事情。同时，教师们高度紧张的工作之后要及时休息和补充人体所必需的营养物质，做到使人体得到充分的调整和休息。

营养障碍时也会出现神经衰弱的一些症状。教师们经常来不及吃饭，当饥饿时也可以出现疲劳感、注意力涣散、行动迟缓、头痛头晕、嗜睡或失眠等神经衰弱症状，除食物以外对任何事物都不感兴趣。此外，维生素B、维生素C的缺乏，水、盐的摄入不足等等，都可以出现神经衰弱症状。大脑需要的营养物质，除了脂类、蛋白质、糖类、氧气和水分以外，其他如维生素、钙、磷、钾、镁以及微量元素等也是不可缺少的。所以神经衰弱的教师应特别注意食用下列对脑有营养价值的食物。

❶富含脂类的食物：如肝、鱼类、蛋黄、黄油、大豆、玉米、羊脑、猪脑、芝麻油、花生及核桃等。

❷富含蛋白质的食物：如瘦猪肉、羊肉、牛肉、牛奶、鸡、鸭、鱼、蛋及豆制品等。

❸富含糖的食物：如白糖、红糖、蜂蜜、甘蔗、萝卜、大米、面粉、红薯、大枣、甜菜及水果等。

❹富含维生素B族、维生素PP（烟酸与烟酰胺）和维生素E的食物：如酵母、肝、卷心菜及海藻等。

❺富含维生素C的食物：一般水果及蔬菜中均含有丰富的维

生素C。

❻富含微量元素的食物：如动物肝、肾脏与牡蛎、粗粮、豆制品、鱼肉、菠菜、大白菜等。

‖特别提醒‖

以上食物如脂类及糖类以适度为宜，不提倡"吃得越多越好"。当身体摄入的脂类和糖类过多时，反而会引起脂代谢和糖代谢的紊乱。过多地摄入维生素和微量元素类也会出现身体的不适。

2. 食疗方

改善神经衰弱，首先饮食宜清淡、易消化，进食有规律。一般可食用有助于养心安神的食物，如大枣、龙眼、荔枝等；阴虚有热者可选用清热镇静的百合、黄花菜、芹菜、桑葚、绿豆等；脾虚者可食用龙眼、大枣、鸡蛋、牛奶等。下面介绍一下可以预防和治疗神经衰弱的主要保健茶饮、药膳。

（1）安神茶饮

❶刺五加茶。刺五加可单味水煎当茶饮，亦可取生药10克，冲泡后代茶饮。刺五加茶含多种苷，其中部分苷与人参皂苷有相似的生理活性，具有抗疲劳作用，是饮之有益的保健饮料。《名医别录》记述刺五加有"补中益精，坚筋骨，强意志"的功效。故古人有"宁得五加一把，不要金玉满车"之说。常服可使人身体强壮，颜面润泽，可以轻身、延年益寿而无害。

❷合欢花茶。合欢花6克，白糖适量。将合欢花洗净后放入茶杯中，用沸水冲泡，加入白糖调适口味后便可饮用。其主要功效为平肝益肾，养血安神。适用于伴有失眠的神经衰弱症。常饮本茶可使身心愉快，头脑清晰。

❸甘麦大枣茶。甘草9克，小麦30克，大枣10克。将以上三味加入水中煎煮10分钟，去渣取汁，代茶饮。每日1剂，分3次服。本茶出自汉代张仲景的《伤寒杂病论》，其有养心安神，补肝除烦的作用，以睡眠烦乱不安为主要症状的教师朋友，可选择饮用。

❹补血安神茶。黄芪12克，龙眼肉12克，酸枣仁12克，当归9克，木香6克，生姜3片，大枣10枚。生姜、大枣、龙眼肉加水煎后取汁，余药捣为细末，每次取12克，每日2次，用姜枣汁冲泡，温服，不拘时。功效益气补血、健脾养心。本茶由养心健脾方归脾汤改编而来，因思虑过度，或繁重的工作劳伤心神，出现健忘怔忡、失眠等症状的教师朋友可以一试。

（2）养神食谱

❶葱枣汤。大枣20枚，带须葱白两根。将大枣洗净用水泡发，带须葱白洗净，切成寸段备用。将红枣放入锅中，加水适量，先用武火烧开，再改用文火炖约20分钟，加入带须葱白后继续炖10分钟即成，食枣饮汤。此为一日量，分两次服食。这款药膳有养血安神的功效，适用于神经衰弱、失眠多梦、记忆力减退等症。

❷龙眼姜枣汤。龙眼肉10克，生姜5片，大枣15枚。选用肉厚、片大、质细软、油润、色棕黄、半透明、味道浓甜的龙眼肉，鲜生姜洗净刮去外皮，切片，大枣洗净备用。把龙眼肉、生姜片、大枣一同放入锅中，加水两碗，煎煮成一小碗即可。弃去药渣饮汤。此为一日量，分两次饮用。这款药膳有补血益气、养血安神的功效，适用于中老年教师心血不足、失眠、健忘、贫血等为主要表现的神经衰弱症。

❸莲子桂圆汤。莲子（去芯）、茯苓、芡实各8克，龙眼肉

10克，文火炖煮50分钟，弃去药渣，至煮成黏稠状，再搅入红糖，冷却后饮汤。此为一日量，分两次饮服。莲子在养心安神、健脑益智、消除疲劳等方面的药用价值，历代医药典籍多有记载。这款药膳有补心健脾、养血安神的功效，适用于以心悸怔忡、失眠健忘、乏力肢倦、贫血为主要表现的神经衰弱症。

❹茯苓奶饮。茯苓粉10克，牛奶200克。将茯苓粉少量凉开水化开，再将煮沸的牛奶冲入即成。早晚分服。健脾宁心安神。本饮品可以提高免疫力，抑制大脑的兴奋。有兴奋性失眠的教师朋友，不妨尝试一下这种饮品。

3. 音乐保健

在前面介绍失眠时已经向各位教师介绍了音乐疗法的功能及作用，这里就不再详述了。神经衰弱者可选择具有催眠镇静作用的乐曲如莫扎特《催眠曲》，或门德尔松《仲夏夜之梦》、德彪西德钢琴协奏曲《梦》，或欢快、明朗的巴赫的《A大调意大利协奏曲》等。音乐疗法每日2~3次，每次以30分钟左右为宜。最好戴耳机，以免受外界干扰。为避免产生厌烦最好选择多首乐曲。音量控制在70分贝为佳。

4. 足浴按摩

足浴治疗：桂枝甘草龙骨牡蛎汤：桂枝、甘草各9克，龙骨、牡蛎各30克。将上药放入药锅中，加适量水煎煮后去渣取汁足浴。每日1次，每次30分钟。酸枣仁汤：酸枣仁18克，茯苓、知母各10克，川芎5克，甘草3克。将上药放入药锅中，加适量水煎煮后去渣取汁足浴。每日1次，每次30分钟。

按摩部位：按摩揉按两足部的头、甲状腺、甲状旁腺、肾、输尿管、膀胱反射区各5分钟，加按压胃、十二指肠、升结肠、横结肠、降结肠、小肠、直肠反射区各3分钟，每日1~2次。

辅助疗法：电吹风脚疗。先用温风对准脚心，直到脚部产生灼热感时拿开；待灼热感逐渐消失时，吹第二次。如此反复进行，一般进行10~15分钟，每日1次。

五、神经衰弱的治疗

神经衰弱的西医治疗以抗焦虑、抗抑郁为主，另加心理治疗。中医药治疗除安神定志外，针灸、气功、推拿、拔罐等传统疗法对部分神经衰弱也有一定疗效，可在医师指导下选用。

神经衰弱临床表现是复杂的，最主要的表现有脑力不足、失眠、敏感、情绪波动等。病程一般较长，几年或数十年不等，症状可时轻时重，而病情的波动常与情绪变化有关。教师是脑力劳动工作者，平时用脑过度容易伤神，易患上该病。所以平时应注意培养豁达开朗的性格，遇事要从大处着想；善于自我调节，有张有弛，合理安排好工作、学习和生活的关系，劳逸结合，这样做还能提高工作效率。

第三节　教师防治抑郁症的智慧

随着现代生活节奏的加快，各行各业内的竞争也越来越激烈，上班族们每天都会面临着巨大的工作压力和精神压力。尤其是教师这一阳光下最神圣的职业，承载了社会与家庭太多的希望和责任，是一种持续紧张的高强度脑力劳动。教师们多有很强的事业心、进取心和自尊心，在工作和教学中逐渐形成了过分思虑、追求完美的职业习惯，特别是一些极具爱心，心思细密而性格敏感的女性教师，长期在超负荷的身心压力下工作往往会导致一些心理和身体上的不适，比如我们前面章节所提到的某些眼疾、消化系统疾病、失眠等神经系统疾病。本节将着重讲述教师容易出现的心理问题及其所带来的身体上的困扰。

一、什么是抑郁症

抑郁症是现代社会极为常见的精神障碍性疾病之一，是发病率高、危害极大的一种疾病。主要表现为情绪低落，兴趣减低，悲观，思维迟缓，缺乏主动性，自责自罪，饮食、睡眠差，担心自己患有各种疾病，感到全身多处不适，严重者可出现自杀念头和行为。在中国，由于人们缺乏对抑郁症的正确认识，对精神疾病持有偏见，仅有2%的抑郁症患者接受过治疗，大量的病人得不到及时的诊治，病情恶化，甚至出现自杀的严重后果。

二、帮助教师找病因

1. 外部因素

现代社会竞争激烈，"适者生存"的法则让人们疲于奔命，在巨大的工作生活压力下，人们往往会出现焦虑、忧愁、抑郁、急躁等不良情绪，这些坏的刺激持续存在，超过机体的调节能力，便会导致精神心理失调，继而表现出身体上这样或那样的不适而患上抑郁症。中医讲"郁为七情不舒，遂成郁结，既郁之久，变病多端"。"七情"是指喜、怒、忧、思、悲、恐、惊七种人们正常表达的情绪。如果这七种情绪的产生、宣泄得当及时，便不会对人的健康有所影响；一旦这些情绪过激或过久存在，郁结于体内，便会引起一系列身心问题。

需要注意的是许多中青年教师，他们在学校往往独当一面，承担繁重的教学、管理任务，是教育工作的骨干；而在家中又是家庭的支柱，精神及体力的负担都很重。如果这种紧张状态长期得不到缓解，极易造成类似抑郁症这样的心身疾病。

2. 自身因素

同样面临备课、教学、升学率、成绩考核等压力，为什么有的教师能应对自如而有些教师就会出现程度不等的身心疾患呢？这得从自身找原因。一些教师天生具有敏感、犹豫不决、追求完美、易担心或是容易焦虑的性格，对成功的渴求及好胜心强，遇到挫折容易失去自信，再加上熬夜备课、批改作业、不能按时吃饭、缺乏锻炼等不规律、不健康的生活习惯，在巨大的工作压力下很容易产生心理问题。

‖特别提醒‖

在竞争激烈的现代社会，女性需要承受同样巨大的心理压力。而在各种压力下，女性的神经内分泌系统较之男性更易发生紊乱，正常的生理周期也被打乱，往往在某些特殊时期容易患抑郁症，如怀孕、产后、更年期、老年等。另外，女性的感情丰富而且脆弱，心思细密而敏感，容易受不良刺激的影响。所以，提醒广大女性教师朋友要特别注意保持良好的心情，及时适当地排解压力，以免出现心理方面的问题。

三、抑郁症的自我诊断

1. 莫名的身体不适

在早期通常会出现各种躯体症状，如不明原因的头痛、头晕，咽部异物感，腹胀、腹泻、厌食、恶心，心慌、心悸，尿频，四肢痛、腰痛以及涉及全身各个系统和器官的不适。但医院检查找不到器质性病变。

2. 有神经衰弱症状

失眠、健忘、乏力、头痛、胸闷、气短、注意力不集中，或者有莫明其妙的空虚感、恐惧感、孤寂感和强迫等症状，也是常见的早期轻度抑郁症的表现之一，临床上这些症状往往会被诊断为神经衰弱。

3. 精神不佳，情绪低落

常出现疲倦无力，感觉精力欠充沛，积极性和主动性不足。虽然此时知道该怎么做，做什么，但感到无能为力。工作拖拉，工作效率降低；生活中懒得做家务，严重的甚至吃喝及个人卫生都不顾。整日唉声叹气，对自己、对生活失去信心，社交减少。要么动不动就流眼泪，甚至反复出现轻生的想法和行为；要么遇事常表现为易激惹、敏感多疑、固执，总是感到不顺心。自我评价过低，否认自己，对未来没有希望，认为自己没有前途，看不到光明。遇事只看到消极的一面，似乎戴着"灰色眼镜"。

无论是精力还是情绪，都以清晨或上午最差，下午或傍晚逐渐好转，这种现象称为"昼重夕轻"。

4. 睡眠障碍

常有顽固性失眠、早醒等睡眠障碍。有的表现为入睡困难，躺在床上辗转反侧，难以入眠，一般超过一两个小时。有的则表现为睡眠中多次醒来，睡眠不实，感到一夜未眠。有的既不失眠，也不早醒，而是睡眠过多。但是有一点是相同的，醒后仍觉得精力不足、疲乏无力、萎靡不振。

5. 月经不调

女性人群中，有一个很常见的症状即月经不调，特别是那些平时月经很规律的人，如果近来出现月经不规律、停经，同时有抑郁症的其他症状则应该警惕抑郁症的可能。

抑郁症是一种心理障碍性疾病，很难通过实验、仪器等手段检测。许多有抑郁症表现的教师频繁出入各大医院，做各种检查，可往往得不到明确结果。这里为教师们提供一些心理测试题，帮助教师进行自我评估。

> **抑郁症心理测试题**
>
> （没有0分，轻度1分，中度2分，严重3分。）
>
> *悲伤：你是否一直感到伤心或悲哀？
>
> *泄气：你是否感到前景渺茫？
>
> *缺乏自尊：你是否觉得自己没有价值或自以为是一个失败者？

＊自卑：你是否觉得力不从心或自叹比不上别人？

＊内疚：你是否对任何事都自责？

＊犹豫：你是否在做决定时犹豫不决？

＊焦躁不安：这段时间你是否一直处于愤怒和不满状态？

＊对生活丧失兴趣：你对事业、家庭、爱好和朋友是否丧失了兴趣？

＊丧失动机：你是否感到一蹶不振，做事毫无动力？

＊自我印象可怜：你是否以为自己已衰老或失去魅力？

＊食欲变化：你是否感到食欲不振或情不自禁地暴饮暴食？

＊睡眠变化：你是否患有失眠症或整天感到体力不支，昏昏欲睡？

＊丧失性欲：你是否丧失了对性的兴趣？

＊臆想症：你是否经常担心自己的健康？

＊自杀冲动：你是否认为生活没有价值，或生不如死？

测试结果评判标准

0～4分没有抑郁症，5～10分偶尔有抑郁情绪，11～20分有轻度抑郁症，21～30分有中度抑郁症，31～45分有严重抑郁症。

除上述症状外，抑郁症还有一些周边症状。在亚洲，特别是中国和日本，大多数抑郁症患者主要不表现情绪方面的症状，而表现为头痛、头晕、腹胀、心悸、身体疼痛等躯体症状。因此一些查不出生理原因的躯体症状也应考虑抑郁症的可能，以免延误治疗。需注意的是，如果在抑郁症测试题中的测试结果为轻型抑郁症，一般可以通过自我调节和心理咨询治疗而得到好转。但是如果病情严重，就需要到心理门诊进行咨询，根据病症进行中西医、心理治疗等抑郁症常规诊治。

四、抑郁症的预防与保健

中医学强调"治未病"，即未病先防，既病防变，也就是说在疾病还没有发生时我们应及时防患于未然，特别对于抑郁症这种不易治疗与恢复的心理与身体同病的疾患，平时的预防和保健显得尤为重要。

1. *日常护理*

❶日常生活中要安排一些娱乐活动。周末和家人去郊游，课余跟同事、好友去购物、唱歌，经常参加一些社交性的派对等等。

❷要设法睡好觉。只要能睡好觉，就能预防抑郁症。长期失眠可能会导致抑郁症，如有失眠的困扰，要设法解决。

❸注意进行自我保护，避免受刺激、受干扰。如令你伤感的地方不要去，对会惹你生气的人敬而远之，以避免生气。对于不可抗拒的刺激，要提高承受能力，有些心理承受能力差的人，没有干扰时没事，有干扰时就病了。

❹做到"三个不":对今天不生气,对昨天不后悔,对明天不担心。

不生气。保持心理平衡,平时善于处理困扰,遇到压力善于排解。我们无法主宰世界,但是却可以调节自己的情绪,使自己每天拥有一份好心情。

不后悔。金无足赤,人无完人,人非圣贤,孰能无过。对过去做错的事不要老是后悔,吸取教训不重犯就可以了。

不担心。对将来可能出现的困难不要过分担心,走一步是一步。

❺多到户外活动。研究报告指出,适度的户外运动是对抗抑郁症最有效和天然的药物。从事室内工作的人,尤其是像教师这种伏案工作时间长的职业,平时每天要有两小时在室外活动,双休日最好安排两个下午到户外活动。

2. 食疗方

(1) 药膳

❶百合粥。百合50克,粳米100克,白糖20克。百合和粳米洗净同时放入锅中,大火煮沸后,改小火煮至粥成。此粥有补阴和中,养心安神之效。适用于多思善虑,心悸不宁的教师。

❷龙牡莲子羹。生龙骨、生牡蛎各20克,知母5克,莲子30克。取前三味先煎45分钟,去渣取汁,再加入莲子煎煮,至莲子酥软后加入适量白糖服用。此羹有镇心安神,滋阴降火之效。适用于心悸烦躁,失眠多梦,乏力,盗汗,潮热的教师。

❸玫瑰菊花粥。干玫瑰花10克,白菊花10克,糯米50克,粳米100克。以上原料洗净,同放入锅中,大火煮沸后改小火煮

至粥成。此粥有理气解郁，疏肝健脾之效。适用于思虑过度，胸闷，烦躁，食欲下降，消瘦，易疲劳的教师。

❹当归生姜羊肉汤。当归 10 克，生姜 20 克，羊肉 500 克，大个八角茴香 1 枚，花椒 5~10 粒，大蒜 5 瓣，葱、黄酒、食盐适量。当归用清水浸软，与生姜切片备用。羊肉入开水中略烫去除血水，切片备用。当归、生姜、羊肉、茴香、花椒放入砂锅，加清水、食盐，旺火煮沸，去沫，加入大蒜，改小火炖至羊肉熟烂，放入葱花即可。食用时捡去当归生姜。此汤有温中暖肾，补血祛寒之效。适用于情绪低落，思维迟缓，畏寒肢冷，失眠健忘，神志恍惚，腰膝酸软的教师。

（2）开心食物

有些教师在心情郁闷时喜欢大吃一顿，他们觉得这样会释放情绪，缓解压力。其实，只要不是暴饮暴食，并且适当选择能"制造开心"的食物是可以有效预防和缓解抑郁症的。这里介绍些开心食物，老师们不妨一试。

❶香蕉。香蕉中含有一种生物碱，可以振奋人的精神和提高信心。

❷全麦面包。碳水化合物可以帮助增加血清素。研究人员认为，有些人把面食、点心这类食物当作抗抑郁剂是很科学的。

❸菠菜。研究人员发现，缺乏叶酸会导致脑中的血清素减少，导致抑郁情绪，而菠菜是富含叶酸最著名的食材。

❹葡萄柚。葡萄柚里高含量的维生素 C 不仅可以提高身体的抵抗力，而且维生素 C 也可以抗压。

❺樱桃。樱桃中有一种叫做花青素的物质，能够令人快乐。科学家认为，人们在心情不好的时候吃 20 颗樱桃比吃任何药物

都有效。

❻鸡肉。心理学家给参与测试者吃了100微克的硒后,他们普遍反映觉得心情更好。而鸡肉中富含硒。

❼大蒜。大蒜虽然会带来不好的口气,却会带来好心情。德国一项针对大蒜的研究发现,焦虑症患者吃了大蒜制剂后,会感觉不那么疲倦和焦虑,也不容易发怒了。

❽低脂牛奶。研究发现,让有经前综合征的妇女吃1000毫克的钙片,3个月后,3/4的人都感到更容易快乐,不容易紧张、暴躁或焦虑了。牛奶中有丰富的钙。

❾南瓜。南瓜之所以和好心情有关,是因为它富含维生素B_6和铁,这两种营养素都能帮助身体储存的血糖转变成葡萄糖,葡萄糖正是脑部惟一的"燃料"。

❿深海鱼。研究发现全世界住在海边的人都比较快乐。这不只是因为大海让人神清气爽,还因为住在海边的人能够常吃鱼。

3. 运动调理

生命在于运动,抑郁症的预防和保健也离不开运动。对于教师这种伏案工作时间长的职业,尽量做一些力所能及的运动,对于改善和调节情绪大有裨益。美国心理学家威廉·摩根的一项试验表明,每周进行三次20~30分钟低强度的体育锻炼后,人们的抑郁情绪就会得到缓解。有规律的运动可以缓解压力、焦虑和抑郁,提高自信及自尊,改善睡眠。实际上任何一种运动都可以预防和改善抑郁症的表现。你可以选择持续的大肌肉群的有氧运动,如散步、慢跑、游泳、跳健身操、打太极拳等,也可以选择能够怡情悦性的室内运动,如写字、画画、唱歌等。

究竟具体应怎么做才能获得更好的抗抑郁效果呢？以下我们给出若干运动建议供教师朋友们参考：

（1）循序渐进

不要幻想从来没有运动习惯的你一下子就能接受高强度的运动，这只会打击你的士气甚至使肌肉受伤。要记住循序渐进这个原则，刚开始的第一个星期可以仅仅运动三天，每天只要短短的几分钟到十分钟就够了。第二或第三个星期开始慢慢增加运动量，慢慢增加到每次运动一刻钟或半小时，每星期运动四天。依此类推。

（2）分开时段锻炼

完全没有必要一次性地把每天的健身计划做完。很多人都喜欢量少形式多的健身模式，而且每天的健身计划分出不同时间去完成。譬如对于45分钟的慢跑，分三次每次15分钟要比一次跑完45分钟的效果要好。

（3）只做你喜欢的运动

这个建议看上去是多此一举，但实际上很多人选择的运动并不是他们自己最喜欢的，而是他们觉得这样做是最有效的。而这样机械地做着自己并不喜欢的运动，是不可能坚持多久的。其实，锻炼身体的方法有很多，我们应该选择自己喜欢的锻炼方式。如果你喜欢游泳的话，可以经常去附近的游泳池游泳，而不必逼自己去慢跑；如果你喜欢看电视的话，也可以把跑步机放到电视机前边看电视边锻炼。你需要做的是尝试不同的运动方式，并找出其中你最喜欢的一种。

（4）找个健身伙伴

一个人进行锻炼是不会坚持多久的，可能某个时刻你说不锻炼就不锻炼了。但如果和朋友约定了健身计划后,你就不会那么容易动摇了。因此找个健身伙伴是很重要的,譬如说约一下家人一起去慢跑,或者是与朋友找个时间每星期都去打乒乓球等。同样道理,参加一些健身班,如瑜珈或健身操的培训班,都能迫使自己坚持锻炼下去。

(5) 每天多点活动身体

要养成锻炼身体的习惯,除了有健身计划外,老师们还可以在日常生活中多活动活动自己的身体。譬如回家的时候不乘电梯而改爬楼梯;上班的时候把车停远一点好让自己能走多一段路程;把电视的遥控器藏起来,迫使自己每次换台的时候都要亲自走到电视机前。久而久之,这些天天积累下来的多余的活动也会使身体好起来。

4. 聆听音乐

音乐可以使人放松心情,唤起美好的回忆,从而改善抑郁情绪,让人能以更加开朗的心情参与社会活动。音乐还可以改善睡眠状况,能够使睡眠不佳的人更快地进入深度睡眠状态,有效缓解失眠、多梦、早醒等状况出现的频率。音乐又能够使人恢复生活能力,提高对外界事物的兴趣,让人能更长时间地集中精力,专心致志地工作和学习。

聆听的音乐应根据每位教师性格、情绪状态的不同因人而异地有所选择。例如:

❶有抑郁倾向的教师宜听"快乐"的乐曲或歌曲,尽量避免倾听带有"悲伤"或"忧郁"色彩的乐曲和歌曲,以免受到曲调或歌词的影响而使心情更加抑郁。受到快乐的乐曲或歌曲的"美

感"的沐浴之后，很自然会慢慢消去心中的抑郁。这类乐曲有《绿叶迎风》、《松下观涛》、《溪山秋月》、《草木青青》等。

❷性情急躁容易发怒的教师宜听节奏慢、让人思考的乐曲，可以调整心绪，克服急躁情绪。如一些古典交响乐曲中的慢板部分，一些名曲如《春江花月夜》、《平湖秋月》、《梅花三弄》、《病中吟》、《春之歌》、《田园交响曲》、《月光奏鸣曲》等。

❸悲观、消极的教师宜多听宏伟、粗犷和令人振奋的音乐。这类乐曲对缺乏自信的病人是有帮助的。乐曲中充满坚定的力量，久而久之，会使听者树立起信心，振奋起精神。比如《喜相逢》、《光明行》、《百鸟朝凤》、《命运》、《匈牙利狂想曲》等曲目。

❹睡眠障碍的教师选择曲目宜以柔和、优美类音乐为主。如果是由于抑郁状态而引起的失眠为主要症状，则可选择平稳、柔和的催眠音乐。比如《春晓曲》、《渔樵问答》、《鸥鹭忘机》等曲目。

5. 香熏SPA

香熏SPA，即香熏水疗，是一门使用植物精油提升身体和精神状态的艺术。是将植物精油运用熏蒸、沐浴、按摩等方法，把植物的精华经由皮肤和呼吸系统吸收，调节人体中枢神经系统、血液循环、内分泌、皮肤等系统而激发人体自身的治愈、平衡及再生功能，使身心恢复协调，消除抑郁、焦虑、烦闷、愤怒等情绪和疲劳感，达到一种身、心、灵俱皆舒畅的状态。

面对都市丛林中钢筋水泥带来的巨大压力，要做一名好的教师，尤其对于女性教师，想使自己成功而且美丽，真不是一件容易的事！开始香熏吧！只要在各大正规药店或化妆品店购得适合自己的精油，教师即可在家中进行香熏 SPA 了。

下面我们介绍一些简单可行的 SPA 方案供教师们参考：

（1）缓解情绪不安

每日 2 次。午后与晚餐后，进行时间为 30 分钟。手浴、脚浴同时进行。将手、脚浸泡在温水中，在手掌或双脚脚底的区域滚动足部按摩器或高尔夫球给予刺激。

感觉情绪不稳定时，表示自主神经平衡失调。应使手足同时温热，促进血液循环，使情绪放松。

配方：用舒解压力复方精油或玫瑰、天竺葵、茉莉精油混入温水中各 1~2 滴。

注意事项：除了足部按摩器、足部反射按摩板、高尔夫球、玻璃弹珠可用来刺激经络区域，用按摩刷来刺激穴位也是很好的方法。

（2）集中注意力、提高记忆力

觉得头脑不清晰时，随时都可进行，避免在饭前及饭后 1 小时进行。进行冷水浴的时间不可太长，最多 5 分钟。方法是进行足浴。将双足浸泡在冷水中，双脚底抵住足部按摩器或足部反射按摩板，陆续给予刺激。

集中力不足、记忆力减退等头脑功能感觉迟钝时，脚用冷水浴最好。

配方：提神复方精油或迷迭香、佛手柑、薄荷精油混入冷水中，各 1 滴。

注意事项：在家中进行就可以。为使头脑清晰而进行全身冷水浴时，不要戴帽子，否则会使效果减半。

(3) 缓解精神疲劳

每日 1 次，睡前进行较好，若进行温水的全身浴，要浸泡到额头冒汗为止。一般方法是进行足浴。冷水 1 分钟——温水 20 分钟——冷水 1 分钟进行交互浴。将双足至膝以下部位浸泡在水中。在浴足的同时利用足部按摩器或高尔夫球刺激双脚脚底，也可以刺激脚跟后方的凹陷处。

身体虽然没什么问题，可是却感觉精神疲劳。此时可进行冷水与温水交替足浴。用冷水使头脑清晰，用温水促进血液循环。

配方：薄荷茶树复方精油或丝柏、香泡油、迷迭香精油各 2 滴混入冷水与温水中。

注意事项：从冷水到温水、从温水到冷水浸泡脚（手）的时候，转换时必须用毛巾擦干脚（手）。

(4) 改善神经性失眠

每日 1 次。就寝前进行，时间稍长。为 30 分钟以上。方法是进行足浴。将双脚浸泡在温水中，双脚踩足部按摩器或高尔夫球进行刺激。

失眠症大多是不安或是有担心的事情所造成的，就寝前较长时间温热脚部，使身体舒适则较易入睡。

配方：用橙花、玫瑰、快乐鼠尾草精油各两滴混入温水中。

注意事项：忌饮浓茶、咖啡、烈酒等。

‖特别提醒‖

针对抑郁症女性好发的特点，在此特向女性教师提几点预防保健的建议：

*多与人交往，特别是与性格外向、开朗活泼的人交往。

*多听轻松音乐。音乐容易进入人的潜意识，潜意识比意识

对人的影响更大。

＊多活动。除了做家务，最好能养成散步的习惯。

＊充分利用颜色的心理效应，多穿暖色调，少穿黑色调衣服，尤其在冬季。

＊挺胸抬头走路，可逐渐建立自信心，从而减少抑郁。

6. 自我保健

（1）放松法

❶静坐：在一个安静、舒适的环境，保持头脑的清醒，闭上双眼，不要想任何事情，保持呼吸顺畅，随着调整呼吸，让思想跟着呼吸游走全身，持续30分钟。

❷旅游：每年安排一到两个地方，利用寒暑假出去旅游，转换一下环境，远离不良刺激，使紧张的身心得到放松。

❸聚会：通过聚会，在和亲友的交谈、娱乐中忘记烦恼，让心理问题得到化解。

（2）宣泄法

❶倾诉：把心理矛盾向亲人和朋友倾诉，以得到关怀与安慰。

❷哭泣：大哭一场，或向亲友哭诉，可以通过泪水冲刷负面情绪。

❸叫喊：可以到无人处高声叫喊，这样也可以起到宣泄作用。

（3）心情记录

❶今天什么事情令你开心？

❷今天你发现了什么别人开心的事情？别人为什么开心？

❸你今天的心情如何?

❹你今天的负面情绪给你带来了什么?

7. 按摩保健

按摩治疗是中医疗法中的独特疗法,通过特殊的穴位按摩,以达到调理气血、舒缓情志的目的。

❶益气养血。采取仰卧的姿势,医者按揉腹部5~10分钟,点按中脘、气海、关元等穴位(图4-2)。可助气血生化,调理脾胃,改善消化。

❷健脑提神。仰卧,医者用拇指和其余四指按揉百会、四神聪、印堂(图2-1)、睛明(图2-1)等穴,使患者头部清醒,消除疲乏,缓解焦虑抑郁的情绪。

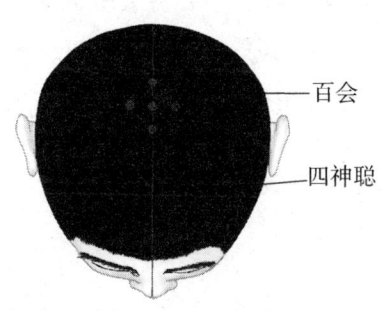

图7-1 百会穴、四神聪穴

❸放松身心。俯卧的姿势,医者按揉患者膀胱经,从肺俞至肾俞5~10分钟,使其全身放松,消除紧张疲劳。

❹振奋阳气。俯卧,医者依次点按肺俞、心俞、肝俞、胆俞、三焦俞(图4-3)等穴位,调整脏腑功能,振奋人体阳气。每穴1~2分钟,按摩次数10次左右。

五、抑郁症的治疗

除生活调护外,常用药物有地西泮、依拉维、地昔帕明、帕罗西汀等。由于这些药物均存在不同程度的副作用,有的还较为严重,所以建议教师们在专业医师指导下服用。心理干预很重要,主要是用来改变不适当的认知或思考习惯、行为习惯,可以从根本上解决问题,需到专科门诊或医院就诊。

针对抑郁症的表现,中医多从肝郁气滞、气郁化火、心脾两虚、心肾不交等方面辨证施治,常用中成药有柴胡舒肝散、逍遥丸、丹栀逍遥丸、归脾丸、天王补心丹、六味地黄丸等。

中医学的经典之作《黄帝内经》中有这样一段话:"恬淡虚无,真气从之,精神内守,病安从来?"这实际上是防治抑郁症的大智慧。就是说人要清净,不要有太多欲望,不要贪多,心灵要纯净,没有杂念。一个人只要心态清净了,疾病、外邪就难以入侵体内,身体也就健康了。希望教师朋友们能从这段话中受益,快乐幸福每一天!

本章主要参考文献

[1] 戴居云，王子芳．世界中医无痛特色疗法．上海：上海世界图书出版公司，2007．

[2] 刘继林．家庭食疗保健大全．成都：四川科学技术出版社，2003．

[3] 孙利群．吃出健康系列：茶疗篇．广州：华南理工大学出版社，2002．

[4] 田德禄．中医内科学．北京：中国中医药出版社，2005．

[5] 席翠平，刘春生．常见病自然疗法．北京：人民军医出版社，2009．

[6] 杨建宇，吴大真．足浴按摩疗病秘典．郑州：中原农民出版社，2008．

[7] 陆再英，钟南山．内科学．北京：人民卫生出版社，2008．PMM

[8] 倪世美，金国梁．中医食疗学．北京：中国中医药出版社，2004．

[9] 唐启盛．抑郁症．北京：中国中医药出版社，2006．

[10] 王乃平．药理学．上海．上海科学技术出版社，2006．

[11] 熊曼琪．伤寒学．北京：中国中医药出版社，2007．

[12] 徐蓉娟．内科学．北京：中国中医药出版社，2007．

［13］杨力.杨力心理养生忠告.北京.北京科学技术出版社,2007.

［14］姚树桥.医学心理学.北京：人民卫生出版社,2008.

［15］张其成.修心养生.北京：东方出版社,2008.

［16］张家礼.金匮要略.北京：中国中医药出版社,2004.